VICHY

INDICATIONS, CONTRE-INDICATIONS

PAR

Le Docteur V. FRÉMONT

MÉDECIN CONSULTANT A VICHY

ANCIEN PRÉPARATEUR ET LAURÉAT DE LA FACULTÉ DE MÉDECINE DE PARIS
ANCIEN INTERNE-LAURÉAT DES HOPITAUX DE PARIS
MÉDAILLE DE BRONZE DES EAUX MINÉRALES DÉCERNÉE PAR L'ACADÉMIE
MÉDAILLE DE BRONZE DE L'ASSISTANCE PUBLIQUE DE PARIS
MEMBRE DE LA SOCIÉTÉ ANATOMIQUE DE PARIS
MEMBRE CORRESPONDANT DE LA SOCIÉTÉ MÉDICALE DE LISBONNE
ET DE LA SOCIÉTÉ CLINIQUE DE PARIS.

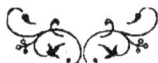

PARIS

G. STEINHEIL, ÉDITEUR

1889

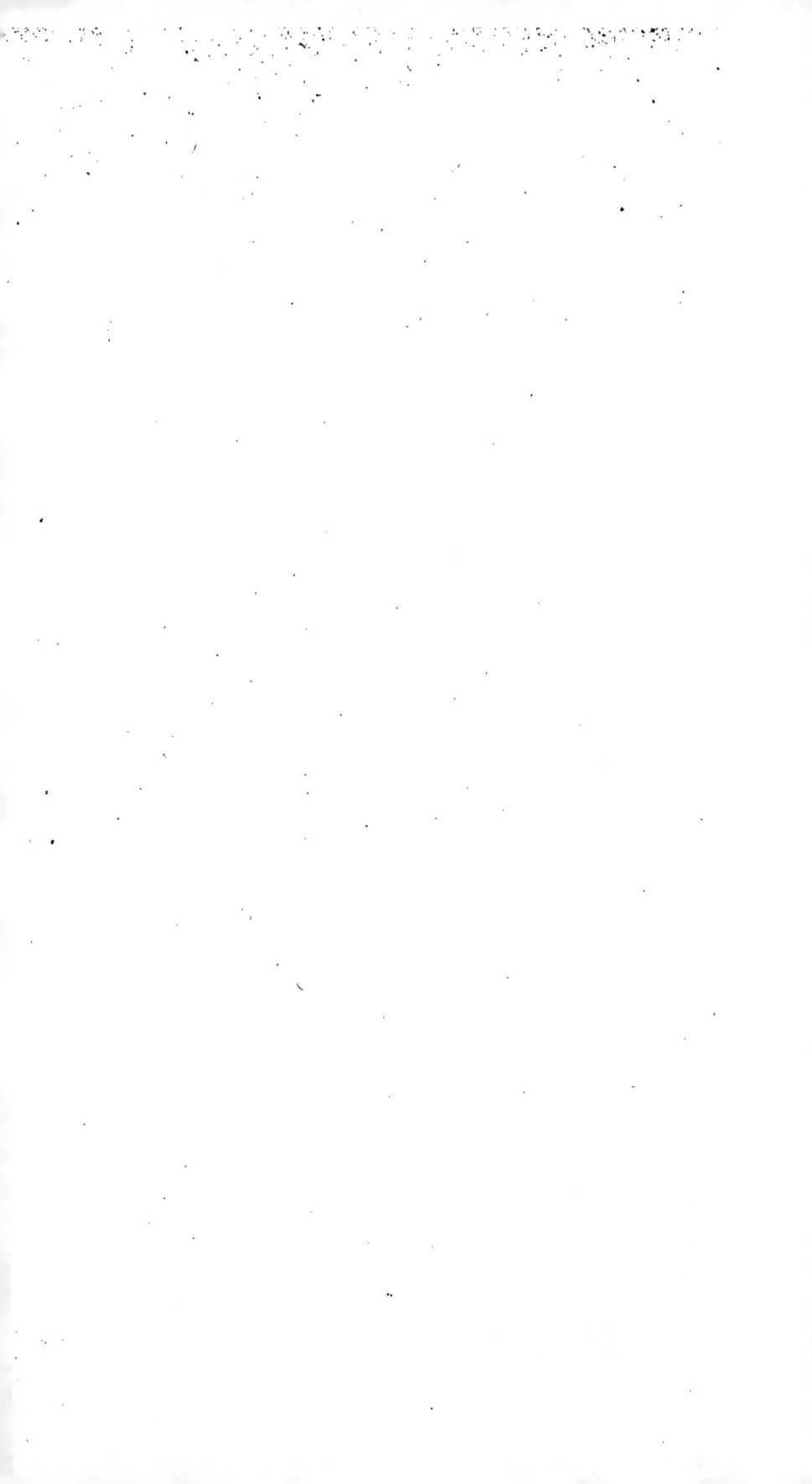

VICHY

INDICATIONS, CONTRE - INDICATIONS

DU MÊME AUTEUR :

Les Eaux potables de Vichy (1886).

Action de l'Eau de Vichy sur la nutrition, couronné par l'Académie de Médecine de Paris, G. Steinheil (1888).

Des Micro-organismes des Eaux minérales de Vichy (Académie de Médecine, 3 avril 1888).

Action des diastases des bactéries contenues dans les Sources de la Grande-Grille et de l'Hôpital de Vichy sur les Albuminoïdes (Soc. de Biologie, 7 avril 1888).

De quelques variétés de Tumeurs congénitales de l'ombilic et plus spécialement des Tumeurs adénoïdes diverticulaires (en collaboration avec M. le professeur Lannelongue). (Archives générales de Médecine, janvier 1884)

De la Pleurésie à signes pseudo-cavitaires, couronné par la Faculté de Médecine de Paris (Paris, chez Asselin et Houzeau, 1885).

Cancer primitif du Péritoine. (In Bulletin de la Société Anatomique, 1882).

Note sur le Traitement du Prolapsus du rectum par la méthode de Duchenne de Boulogne. (In Bulletin de la Société clinique, 1884.)

Invagination intestinale, sortie par l'anus du bout incaginé, réduction, guérison. (In Bulletin de la Société Clinique, 1884).

Purpura hémorrhagique ; dilatation énorme des capillaires au niveau des taches, globules rouges plus volumineux. (In Th. Agrég. du D' Du Castel, 1883.)

VICHY

INDICATIONS, CONTRE-INDICATIONS

PAR

LE DOCTEUR V. FRÉMONT

MÉDECIN CONSULTANT A VICHY

ANCIEN PRÉPARATEUR ET LAURÉAT DE LA FACULTÉ DE MÉDECINE DE PARIS
ANCIEN INTERNE-LAURÉAT DES HOPITAUX DE PARIS
MÉDAILLE DE BRONZE DES EAUX MINÉRALES DÉCERNÉE PAR L'ACADÉMIE
MÉDAILLE DE BRONZE DE L'ASSISTANCE PUBLIQUE DE PARIS
MEMBRE DE LA SOCIÉTÉ ANATOMIQUE DE PARIS
MEMBRE CORRESPONDANT DE LA SOCIÉTÉ MÉDICALE DE LISBONNE
ET DE LA SOCIÉTÉ CLINIQUE DE PARIS.

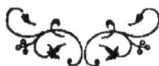

35
1889

PARIS

G. STEINHEIL, ÉDITEUR

1889

A MES AMIS

—

Vous m'avez fourni les matériaux de ce livre et me l'avez demandé, recevez-en donc la dédicace.

Je me suis efforcé de le faire concis et complet ; j'espère que sa lecture vous sera utile et agréable.

Veuillez, en tout cas, le juger avec la bienveillance à laquelle vous m'avez habitué.

Dr FRÉMONT.

INTRODUCTION

L'esprit aime la synthèse, elle est son but. L'analyse n'est que le moyen d'y arriver, mais elle est indispensable. On a voulu s'en passer en disant pour les indications de Vichy : « Les eaux de Vichy conviennent dans toutes les maladies chroniques au-dessous du diaphragme ; elles sont contre-indiquées dans celles qui sont au-dessus. » C'est une phrase facile à retenir, d'une application encore plus facile : elle a fait fortune et bien des médecins, en présence d'un malade, décident de l'indication de Vichy d'après le siège de la maladie chronique au-dessus ou au-dessous du diaphragme.

Malheureusement il y a presque autant d'erreurs que de vérité dans ces deux membres de phrases. Beaucoup de maladies au-dessous du diaphragme ne sont pas justiciables de Vichy et plusieurs dont le siège ne saurait être placé au-dessous du diaphragme (diabète, goutte) etc., en retirent de grands avantages.

En outre, il est des eaux minérales comme des autres agents thérapeutiques. Dans une même maladie il est possible d'obtenir de bons résultats avec des médicaments différents. Des eaux minérales différentes peuvent être employées pour le traitement d'une même affection et donner des résultats favorables, mais inégaux et plus avantageux près des unes que près des autres. Il importe donc de préciser les indications pour le plus grand bénéfice du malade et la plus grande satisfaction du médecin. Certains états pathologiques réclament impérieusement la médication de Vichy, d'autres la rendent discutable, d'autres enfin la contre-indiquent.

Vichy, eaux bicarbonatées fortes, est une commune de 10,400 habitants, située dans le département de l'Allier, à 365 kilomètres de Paris, avec une altitude de 245 mètres.

Les rivières Allier et Sichon forment ses limites dans une grande étendue. Une magnifique jetée, de plus de deux kilomètres et demi, protège la ville contre les inondations de l'Allier.

Les rues sont larges, bien entretenues ; les constructions bien aérées, presque toutes avec des jardins particuliers. On y trouve deux théâtres, un Casino, des Cercles, des Courses et le Concours hippique. Les promenades publiques sont représentées par deux grands parcs, les jardins des Célestins et de Lardy.

Un barrage sur l'Allier transforme cette rivière en lac, sur lequel existe des bateaux de promenade.

La campagne environnante est accidentée, très fertile et bien cultivée. Cette circonstance, jointe à la concurrence des hôteliers, assure la vie à des prix très minimes. On peut vivre à Vichy presque pour rien, comme on peut y trouver tout le confortable désirable.

Le climat de Vichy est tempéré : hiver assez froid ; été doux, sec, malgré quelques orages.

L'air de Vichy est très sain. La population est forte, vigoureuse, plutôt pléthorique. Les enfants paraissent pleins de santé. Il y a vingt-cinq ans, il existait plusieurs foyers de fièvre intermittente ; aujourd'hui, ils ont complètement disparu, à la suite des grands travaux qui ont transformé des terrains incultes, presque toujours couverts d'eau, en un parc merveilleux.

Les sources minérales et l'Etablissement thermal sont à la disposition de tous pendant toute l'année.

Les malades arrivent dès le 1ᵉʳ mai ; la saison officielle commence le 15 mai et finit le 1ᵉʳ octobre.

Les époques les meilleures pour faire une cure sont du 15 mai au 30 juin et du 15 août au 30 septembre.

Sources Minérales

Les sources minérales de Vichy portent les noms suivants : *Grande-Grille, Hôpital, Célestins, Chomel et Puits-Carré, Mesdames, Lardy, Larbaud, Parc, Puits-Dubois, Prunelle.* Les eaux de Vichy sont toutes très alcalines, d'une parfaite limpidité. Elles ont une saveur particulière, qui varie pour chaque source, mais qui n'a rien de désagréable. Les sources des *Célestins* et de *Mesdames* ont un goût aigrelet, piquant, dû au dégagement de l'acide carbonique. Les sources *Lucas*, du *Puits-Chomel*, du *Puits-Dubois, Prunelle*, dégagent une légère odeur d'acide sulfhydrique.

Origine.— Toutes les eaux de Vichy émergent d'une même nappe. On a constaté leur présence par des sondages dans un rayon de 10 kilomètres autour des sources de Vichy. Elles sont de formation géologique (Bouquet) comme les roches cristallisées, auxquelles elles sont subordonnées.

C'est à peine si elles se chargent des principes contenus dans les argiles ou les calcaires supérieurs ; elles forment, au contraire, au milieu de ces roches, des dépôts concrétionnés et s'isolent ainsi, par un canal à parois solides emprunté à leur propre substance.

La proportion des substances salines entraînées du sein de la terre au dehors, par l'ensemble des eaux de Vichy, atteint plus de cinq mille kilogrammes par vingt-quatre heures, soit 1,861,230 kilogrammes par année. L'origine géologique de ces eaux explique la permanence presque parfaite de leur composition chimique. En effet, la composition chimique analytiquement déterminée des eaux de Vichy, ne paraît pas avoir éprouvé de modifications sensibles pendant un laps de temps égal à un tiers de siècle.

Température. — Les sources minérales de Vichy ont des températures très-différentes entre elles ; les unes sont excessivement chaudes, les autres sont tempérées, quelques-unes sont froides. Le *Puits-Chomel* et le *Puits-Carré* ont 45°; la *Grande-Grille*, 44°; l'*Hôpital*, 31°; *Lardy*, 23°; *Mesdames*, 15°; les *Célestins*, 12°.

Ces températures, propres à chaque source, sont actuellement invariables hiver comme été. La richesse de la station de Vichy en eau minérale à températures variées est une des raisons pour lesquelles presque tous les malades qui en ont besoin peuvent supporter la cure thermale.

ANALYSE. — L'analyse d'une eau minérale
consiste en deux opérations : dans une première,
on décèle, on dose les corps simples, acides ou
bases, qui entrent dans leur composition ; dans
une seconde, ces corps sont ramenés à l'état où
l'on suppose qu'ils se trouvent dans l'eau minérale. L'École des Mines ne donne que la première
partie. Elle donne le tableau des acides et des
bases et laisse, à chacun, le soin ou la liberté de
les grouper à sa manière. Les principes suivant
lesquels on reconstitue les sels, ne sont pas assis
sur des lois formelles. Il en résulte que, pour la
même eau, deux chimistes excellents peuvent
arranger, d'une manière un peu différente, ses
diverses substances.

C'est que la chimie ne peut que certifier la
nature et la quantité de substances contenues
dans une eau minérale. Elle les trouve et les
dose avec une approximation très suffisante.
Quant à nous renseigner sur les sels, la chimie
est obligée de le faire avec réserve.

Malgré cette imperfection, l'analyse synthé-
tique est très utile au médecin ; il ne lui suffit
pas de savoir que dans une eau minérale il y a
tels corps ; il a besoin de savoir comment ils
sont entre eux dans l'eau minérale. La synthèse
d'une eau minérale restera donc, seulement le
médecin éclairé doit savoir qu'elle peut entrainer
des écarts appréciables entre les auteurs.

TABLEAU

Comprenant les quantités des divers composés salins, hypothétiquement attribués à un litre de chacune des Eaux minérales du bassin de Vichy. (M. Bouquet).

Sources de l'Etablissement thermal de Vichy

PRINCIPES MINÉRALISATEURS	Grande-Grille	Chomel	Puits-Carré	Lucas	Hôpital	Célestins	Parc	Hauterive	Mesdames
Acide carbonique libre	0.908	0.768	0.876	1.751	1.067	1 049	1.555	2.183	1.908
Bicarbonate de soude	4.883	5.091	4.893	5 004	5 029	5.103	4.857	4.687	4.016
— de potasse	0.352	0.371	0.378	0.282	0 440	0.315	0.292	0 189	0.189
— de magnésie	0.303	0 338	0.335	0.275	0 200	0 328	0 213	0.501	0.425
— de strontiane	0 003	0.003	0.003	0.005	0.005	0.005	0.005	0.003	0.003
— de chaux	0 434	0.427	0.421	0 545	0.570	0.462	0 614	0.432	0.604
— de prot. de fer	0.004	0.004	0 004	0.004	0.004	0.004	0 004	0.017	0.026
— de pr. de mang	traces	traces	traces	traces	traces	traces	traces	traces	traces
Sulfate de soude	0.291	0.291	0 291	0 291	0.291	0.291	0.314	0 291	0.250
Phosphate de soude	0.130	0.070	0.028	0 070	0.046	0.091	0.140	0.016	traces
Arséniate de soude	0.002	0.002	0 002	0.002	0.002	0.002	0.002	0.002	0 003
Borate de soude	traces	traces	traces	traces	traces	traces	traces	traces	traces
Chlorure de sodium	0.534	0.534	0.534	0.518	0.518	0 534	0.550	0.534	0.355
Silice	0.070	0.070	0.068	0.050	0,050	0 060	0 055	0 071	0.082
Matière org. bitumin	traces	traces	traces	traces	traces	traces	traces	traces	traces
Totaux	7.914	7.959	7.833	8.797	8.222	8.244	8.601	8.956	7.811

O. Henry, Lefort, Chevallier et Gobley, Poirier, Henry fils et Humbert, Lecomte ont trouvé de l'iode et du brôme dans les sources des *Célestins*, de la *Grande-Grille* et de l'*Hôpital*. Bouquel, puis Gautrelet et Peyraud ont signalé l'acide sulfhydrique en quantité infinitésimale dans les sources *Chomel*, du *Parc*, *Lucas*, *Grande-Grille*. On y a signalé le lithium, puis on l'a dosé. Les *Célestins* et *Hauterive* renferment un centigramme de lithine par litre, *Lardy* un peu plus d'un demi-centigramme. La *Grande-Grille*, l'*Hôpital*, le *Puits-Carré* un demi-centigramme. Comme le cœsium et le rubidium accompagnent constamment le lithium, ces sources renferment aussi ces deux minéraux. M. Le Genvenain a décelé, dans les dépôts calcaires qui incrustent la vasque de la *Grande-Grille*, le fer, le manganèse, le zinc, l'alumine, le cobalt.

J'ai découvert dans les différentes sources minérales de Vichy des micro-organismes différents pour chaque source ; c'est une constatation scientifique qui pourrait avoir une grande importance. C'est là peut-être une des raisons de l'action assez spéciale de chaque source pour que les médecins de Vichy l'aient remarquée depuis longtemps, bien que l'analyse chimique n'en rend pas compte.

J'ai puisé l'eau au griffon des sources minérales, j'ai répété les puisements, les résultats ayant été constants peuvent donc être regardés comme exacts.

Dans la *Grande-Grille* on trouve un microcoque, et un bacille. Les *microcoques* ont de 0,5 à 0,7 μ à exactement sphériques, souvent deux par deux ou en petites chainettes, liquéfiant la gélatine, forment des mamelons jaunes sur l'agar agar et paraissent mobiles.

Le bacille a de 0,5 à 0,7 μ de largeur et de 1 μ à 5 μ de longueur, quelques-uns ont des. parties claires dans le milieu du bâtonnet. Celui-ci est droit ou légèrement onduleux, très mobile, ne liquéfie pas la gélatine.

Dans la source de l'*Hôpital* un seul *bacille*. C'est un bâtonnet articulé de 0,8 à 1 μ d'épaisseur sur 4 μ de longueur, avec des spores claires ; quelques unes sont plus larges que le bâtonnet et semblent le faire éclater. Il liquéfie la gélatine.

Dans la source *Mesdames*, il existe deux bacilles. L'un a 1 μ sur 1 1/2 à 2 μ de longueur : tantôt sphérique, tantôt ovoïde. Ils sont deux par deux ou quatre par quatre. L'autre bacille est le vert de l'eau ne liquéfiant pas la gélatine.

Dans le *Puits-Chomel*, deux bacilles : l'un est le vert de l'eau liquéfiant la gélatine ; l'autre découvert par Chantemesse, a de 0,2 à 0,3 μ d'épaisseur sur 2 à 3 μ de longueur, il ne fluidifie pas la gélatine.

La source *Lardy* contient le bacille vert de l'eau ne liquéfiant pas ; les sources des *Célestins* et *Intermittente*, le bacille vert de l'eau qui liquéfie la gélatine.

En résumé certaines sources minérales de Vichy contiennent des microbes dont les uns se retrouvent d'une façon banale dans beaucoup d'eaux non minéralisées, dont les autres sont particuliers à ces sources. Ces micro-organismes sont différents pour plusieurs sources. L'expérience m'a démontré que ces microbes ne sont pas pathogènes.

Nous verrons que les micrococques de la *Grande-Grille* et le bacille de l'*Hôpital* transforment les albuminoïdes en peptones et font une véritable digestion.

En présence de tous ces éléments minéraux et organiques, ne devons-nous pas nous étonner qu'il y ait encore des gens qui ne veulent voir dans l'eau de Vichy qu'une solution de bicarbonate de soude.

Action de l'Eau de Vichy

Le seul effet appréciable de l'eau de Vichy, prise à dose modérée, chez l'homme sain, est de stimuler les fonctions gastro-intestinales. Les digestions se font plus rapidement, l'appétit augmente. Si l'on persiste, il arrive un moment où l'eau minérale cesse d'être prise avec plaisir, elle répugne ; c'est un signe très net de saturation. A ce moment, il faut cesser son emploi sous peine de fatiguer le sujet en expérience. Ce dégoût survient vers le vingt-cinquième ou trentième jour, un peu plus tôt, un peu plus tard, suivant les doses et suivant les dispositions de l'individu. S'il s'agit d'un uricémique, d'un goutteux vigoureux, l'administration de l'eau minérale pourra être continuée avec plaisir pendant un temps bien plus long.

Quelques individus ne peuvent boire de l'eau de Vichy sans éprouver un effet laxatif, mais, chez les malades qui fréquentent nos thermes, on observe plutôt de la tendance à la constipation. Sous l'influence de la cure, les aliments sont mieux digérés, le bol fécal moins abondant, moins grossier, irrite moins l'intestin. En réalité, ces eaux ne constipent, ni ne purgent.

Aux mois les plus chauds : juillet et août, on observe assez souvent des diarrhées passagères. Les malades sont d'abord tentés de croire à une participation directe des eaux ; mais une expérience plus prolongée ne tarde pas à dissiper leur erreur, car il est rare qu'ils ne soient pas bientôt un peu resserrés.

Toutefois, dans les contrées chaudes, l'eau de Vichy transportée jouit de propriétés laxatives. Plusieurs ingénieurs, employés aux travaux du canal de Panama, venus ici pour soigner leur impaludisme, m'ont rapporté qu'eux et leurs amis avaient l'habitude de boire chaque matin un grand verre d'eau de Vichy (source de la *Grande-Grille*, de l'*Hôpital* ou des *Célestins*) et que, trois-quarts d'heure après, ils avaient une selle.

Quelques-uns de mes malades ont éprouvé, immédiatement après l'ingestion de l'eau minérale, un certain degré de vertige, toujours comparé au vin de Champagne. Ce vertige s'observe toujours chez des personnes nerveuses ; il est plus fréquent, les jours d'orage, de dépression barométrique. Il est ordinairement passager, sa fréquence indique qu'on doit modifier la manière de prendre l'eau minérale.

Chez les malades qui ont une affection justiciable de Vichy, qui boivent de l'eau à dose thérapeutique, mes recherches ont démontré un ensemble de modifications importantes à connaitre L'appétit augmente, les combustions organiques deviennent plus actives, l'urée éliminée par vingt-quatre heures augmente, le pouls devient plus large, plus développé, et partant plus régulier lorsqu'il ne l'était pas, la pression intra-artérielle s'accroit, les globules du sang deviennent plus nombreux, l'hémoglobine plus abondante. En général, le poids augmente ; les polysarciques diminuent tout en prenant des forces. L'activité plus grande des combustions explique ce phénomène.

Mes maitres pendant mon internat, MM. Rendu, Joffroy, Lacombe, Hérard, Ferréol, Bucquoy, ont jugé que ces recherches étaient intéressantes et m'ont fortement engagé à les continuer. MM. Robin, Cornil, Siredey et C. Paul croient qu'elles peuvent avoir une grande influence sur la station de Vichy. Je suis heureux de remercier ici publiquement ces maîtres de la science de leurs encouragements et de leurs conseils. Je remercie également mon ami, le Dr Chantemesse, dont les leçons m'ont permis de faire mes recherches de bactériologie.

Numéro d'observation	Age	EXAMEN : Arrivée Départ	NATURE DE LA MALADIE	POIDS	Globules rouges par m. m. c.	Hémo-globine 0/0	Urée des 24 heures	Pression intra-artérielle
8 V	24	14 mai 5 juin	Dyspepsie, Anémie		4.030.000 4.340.000	10 11		
9 H	23	10 juin 27 juin	Dyspepsie	50x700 51	4.092 000	9 5		
75 O	22	11 mai 2 juin	Lithiase biliaire	43 44 350	3.766.000 5.115 000	12 13	11g44 16 04	16 17
76 V	56	14 mai 5 juin	Lithiase biliaire Insuffisance mitrale	60 61 300	4.154.000 4.743.000	11 12	15 22	13 15
79 G	41	26 mai 19 juin	Lithiase biliaire	69 900 71 500	3 286.000 3.689 000	10 11		12 13
80 H	32	7 juin 27 juin	Lithiase biliaire	70 500 70 590	3 720.000 3.990.000	10 11		15 15
85 P	53	16 juin 6 juillet	Lithiase biliaire Polysarcie		4.751.000 4.185.000	7 9		20 17
87 O	46	21 juin 9 juillet	Lithiase biliaire	65 800 68 800	3.069.000 4.154.000	8 9 5	21 26	14 18
140 G	36	4 juin 24 juin	Cong. chro. du foie	69 440 69 440	3.844.000 4.020.000	11 1/2 12	28 05 30	
144 B	50	29 juillet 3 septembre	Impaludisme Congestion du foie	54 600 55	2.883.000 3.348.000	8 5 9	20 30 23	21 20

TABLEAU U. — URÉE

Numéro d'observat.	AGE	NATURE DE LA MALADIE	EXAMEN: Arrivée Départ	Urée par 24 heures	Augmentation 0/0	Diminution 0/0	Poids du sujet	Urée qu'il doit prod. normalem. par jour
37 M	35	Dilatation de l'estomac	4 août 2 septemb.	36 gr. 35 26 gr. 85		26 0/0	64 k. 500 63 k.	25 gr. 80 26 gr.
43 C	33	Dilatation de l'estomac	18 août 22 septemb.	8 gr. 683 21 gr. 474	148 0/0		65 k. 900 65 k. 200	26 gr. 54 26 gr. 58
75 O	22	Lithiase biliaire	11 mai 2 juin	11 gr. 44 16 gr. 04	40 0/0		43 k. 44 k. 350	17 gr. 20 17 gr. 74
84 K	72	Lithiase biliaire	12 juin 28 juin	31 gr. 17 35 gr.	13 0/0		83 k. 300 85 k.	33 gr. 32 34 gr.
121 J	46	Lithiase biliaire	2 septemb. 2 octobre	14 gr. 40 18 gr. 33	28 0/0		55 k. 57 k. 400	22 gr. 22 gr. 96
140 G	36	Congestion chronique du foie	4 juin 24 juin	28 gr. 65 30 gr.	7 0/0		69 k. 440 69 k. 440	27 gr. 770
141 T	55	Congestion chronique du foie	13 juin 8 juillet	20 gr. 36 29 gr. 48	44,80 0/0		108 k. 104 k.	43 gr. 20 41 gr. 60
144 B	30	Congestion. Impaludisme	20 juillet 23 septemb.	20 gr. 30 23 gr.	14,80 0/0		54 k. 600 55 k.	21 gr. 80 22 gr.
130 B	51	Cirrhose atrophique	11 juin 3 juillet	19 gr. 74 25 gr. 81	30,7 0/0		73 k. 700 75 k. 850	28 gr. 48 30 gr. 85
167 B	65	Diabète	1er juin 15 juin	30 gr. 36 33 gr.	8 0/0		82 k. 200 82 k. 300	32 gr. 88 32 gr. 92
177 M	62	Diabète	11 juillet 2 août	33 gr. 69 32 gr. 81		90 0/0	86 k. k.	32 gr. 40
178 C	48	Diabète	27 juillet 18 août	28 gr. 10 30 gr.	7 0/0		83 k. 84 k.	33 gr. 20 33 gr. 60
79 G	42	Diabète	1er août 30 août	28 gr. 17 30 gr. 50	7 0/0		88 k. 300 87 k. 800	34 gr. 20 35 gr. 12
87 H	55	Diabète	17 août 6 septemb.	38 gr. 4 36 gr. 58		5 0/0	93 k. 700 94 k. 200	37 gr. 48 37 gr. 60
7	46	Lithiase biliaire	21 juin 9 juillet	21 gr. 26 gr.	20 0/0		64 k. 800 68 k. 800	26 gr. 32 27 gr. 32

TABLEAU P. — AUGMENTATION DE POIDS

AGE	NATURE DE LA MALADIE	EXAMEN à l'arrivée et au départ	POIDS	AGE	NATURE DE LA MALADIE	EXAMEN à l'arrivée et au départ	POIDS
46 ans	Lithiase biliaire	2 sept. 2 octobre	55 k 57 400	57 ans	Diabète	1er juillet 15 juillet	95 k. 96 500
46 ans	Congestion chronique du foie	1er juillet 26 juillet	65 500 67 800	43 ans	Diabète	27 juillet 18 août	83 84 500
50 ans	Impaludisme	29 juillet 3 sept	54 600 55	42 ans	Diabète	1er août 30 août	85 500 87 800
38 ans	Congestion chronique du foie	2 août 22 août	94 700 96 600	55 ans	Diabète	17 août 6 sept.	93 700 94 200
51 ans	Cirrhose atrophique du foie	14 juin 24 juin 3 juillet	73 700 74 900 75 850	67 ans	Diabète	6 sept. 25 octob.	76 200 79 100
56 ans	Syphilis du foie	22 juin 30 juin 9 juillet 19 juillet	10 60 850 61 900 62 100	42 ans	Lithiase urinaire	1er juillet 22 juillet	79 500 79 600
				32 ans	Lithiase urinaire	13 juillet 7 août	72 75
65 ans	Diabète	1er juin 19 juin	82 200 83 300	45 ans	Albuminurie	7 juin 27 juin	88 700 90
65 ans	Diabète	19 juin uillet	77 78 500	51 ans	Insuffisance mitrale	6 juillet 14 juillet	52 200 52 300

TABLEAU P. — AUGMENTATION DE POIDS

AGE	NATURE DE LA MALADIE	EXAMEN: Arrivée Départ	POIDS	AGE	NATURE DE LA MALADIE	EXAMEN: Arrivée Départ	POIDS
23	Dyspepsie, Anémie	10 juin / 27 juin	50 k. 700 / 51 k.	46	Lithiase biliaire	21 juin / 9 juillet	65 k. 800 / 68 k. 500
40	Dyspepsie	7 juillet / 19 juillet	62 k. 680 / 63 k.	36	Id.	18 juin / 4 juillet	48 k. 500 / 31 k. 100
50	Dilatation de l'estomac / Dilatation aortique	21 juin / 9 juillet	68 k. / 70 k. 500	63	Id.	1er juillet / 24 septemb.	71 k. 449 / 50 k. 400
36	Dilatation de l'estomac	4 août / 2 septemb.	64 k. 500 / 65 k.	26	Id.	1er juillet / 13 juillet	48 k. / 49 k. 300
40	Dilatation de l'estomac	4 août / 22 août	56 k. 900 / 58 k. 700	35	Id.	20 juillet / 3 juillet	50 k. 300 / 38 k. 500
21	Dilatation de l'estomac	15 août / 27 août	44 k. 200 / 44 k. 700	26	Id.	24 juillet / 10 juillet	38 k. 400 / 47 k. 400
33	Dilatation de l'estomac	18 août / 2 septemb.	65 k. 900 / 66 k. 200	24	Id.	28 juillet / 11 uillet	49 k. 000 / 52 k. 500
21	Dilatation de l'estomac	29 août / 10 septemb.	57 k. 600 / 58 k.	44	Id.	28 juillet / 23 juillet	54 k. 200 / 74 k. 300
12	Dystophie et dyspepsie	1er août / 29 août	31 k. / 32 k. 400	31	Id.	8 août / 22 juillet	76 k. / 72 k. 300
29	Tuberculose pulmon. Dyspepsie	2 juillet / 20 juillet / 28 juillet	46 k. 400 / 47 k. 350 / 48 k. 300	42	Id.	10 août / 16 juillet	73 k. 405 / 54 k. 200
22	Lithiase biliaire	11 mai / 2 juin	43 k. / 44 k. 250	35	Id.	26 août / 25 juillet	56 k. / 48 k. 400
41	Lithiase biliaire	26 mai / 19 juin	69 k. 800 / 71 k. 500	/.)	Id.	14 août / 2 août	48 k. 800 / 50 k.
72	Lithiase biliaire	15 juin / 28 juin	83 k. 300 / 85 k.	41	Id.	25 août / 6 août	50 k. 100 / 65 k.
				19	Id.	3 septemb. / 29 août / 17 septemb.	67 k. 800 / 82 k. / 88 k. 300

22

TABLEAU P. — DIMINUTION DE POIDS. — ÉTAT STATIONNAIRE

AGE	NATURE DE LA MALADIE	EXAMEN Arrivée Départ	POIDS
19	Dilatation de l'estomac	12 juillet / 21 juillet	48 k 300 / 48 k. 200
35	Dilatation de l'estomac	4 juillet / 30 juillet	55 k. 250 / 54 k. 700
40	Dilatation de l'estomac	6 juillet / 25 juillet	81 k. 100 / 81 k.
42	Dilatation de l'estomac Polysarcie	2 août / 25 août	76 k. 300 / 75 k.
47	Dilatation de l'estomac Foie congestionné	9 août / 25 août	63 k. 200 / 61 k. 700
34	Dilatation de l'estomac	29 août / 14 septemb.	66 k. / 65 k. 400
23	Polysarcie	3 juillet / 27 juillet	69 k. / 66 k. 500
45	Lithiase biliaire Polysarcie légère	20 juillet / 9 août	84 k. 200 / 83 k. 300

AGE	NATURE DE LA MALADIE	EXAMEN Arrivée Départ	POIDS
30	Lithiase biliaire Polysarcie	18 août / 12 septemb.	89 k. 200 / 85 k.
27	Lithiase biliaire	29 août / 17 septemb.	82 k. / 81 k. 300

ÉTAT STATIONNAIRE

AGE	NATURE DE LA MALADIE	EXAMEN Arrivée Départ	POIDS
43	Diabète du foie	1er juillet / 20 juin	78 k. / 78 k.
60	Dilatation de l'estomac	24 juillet / 12 août	49 k. / 49 k.
26	Dilatation de l'estomac	6 août / 27 août	70 k. 200 / 70 k. 200
32	Lithiase biliaire	26 mai / 19 juin	70 k. 500 / 70 k. 500
66	Lithiase biliaire	11 juillet / 28 juillet	70 k. 400 / 70 k. 400
36	Congestion chronique du foie	4 juin / 24 juin	69 k. 400 / 69 k. 400
59	Goutte	9 juillet / 28 juillet	77 k. 800 / 77 k. 800

La cure de Vichy, en augmentant les combustions organiques, guérit les lithiasiques, les diabétiques, les goutteux.

Chez la plupart de ces malades la combustion vitale est incomplète ; il se forme alors des produits d'oxydation inférieure : cholestérine, acide urique, acide oxalique, glycose, etc., véritables *fumerons* de la combustion physiologique de l'organisme.

Chez les femmes, les règles avancent de quelques jours ; lorsqu'elles étaient douloureuses avant la cure, il arrive très souvent qu'elles se produisent à Vichy sans provoquer de phénomènes pénibles.

Faut-il conclure que la cure de Vichy est inoffensive ? Oui, à condition d'être indiquée et bien dirigée, non dans le cas contraire.

La cure de Vichy a une action reconstituante surtout indirecte. En améliorant un état dyspeptique, en guérissant des coliques hépatiques ou néphrétiques répétées, en faisant disparaître l'empoisonnement de l'économie par le sucre ou par l'acide urique, en arrêtant une diarrhée ancienne, cette cure augmente le nombre des globules du sang et leur richesse en hémoglobine rend le plasma à son état normal. C'est une action reconstituante par contre-coup. Il y a cependant des sources à Vichy qui sont douées d'une action reconstituante directe : ce sont les sources ferrugineuses et arsénicales, *Mesdames* et *Lardy*.

A ce point de vue, les sources minérales de Vichy se divisent en deux classes distinctes.

Le fer et l'arsenic (3 milligrammes d'arséniate de soude par litre) donnent à l'eau de *Lardy* et de *Mesdames* des propriétés reconstituantes fort nettes ; elles nous rendent de grands services dans des cas de chloroses et d'anémies où les autres sources seraient inefficaces.

On connaît l'activité du traitement du Mont-Dore dans la tuberculose pulmonaire ; cette activité est attribuée à l'arsenic. Or, la source qui en renferme le plus en contient trois fois moins que ces deux sources de Vichy. L'existence de deux types de sources à Vichy a été trop ignorée des médecins; on ne saurait donc rappeler assez qu'il existe à Vichy des sources qui jouissent de propriétés reconstituantes, en raison de leur composition chimique.

Mes recherches de bactériologie ont démontré que les microcoques de la *Grande-Grille*, les bacilles de l'*Hôpital*, jouissaient du pouvoir de liquifier l'albumine de l'œuf coagulée par la chaleur, et de transformer cette albumine en peptone, comme le font les sucs digest'fs de l'estomac et du pancréas. Cette constatation intéressante pour les eaux de Vichy, n'a rien de surprenant. On sait aujourd'hui que la salive ne transforme les féculents en glycose que par ses microbes (qui existent chez tout le monde). Quelques mois après ma communication à la Société de Biologie sur le rôle des diastases des micro-organismes de la *Grande-Grille* et de l'*Hôpital*, sur les albuminoïdes, M. Vignal a fait une communication fort intéressante, de laquelle il ressort qu'il y a dans l'intestin un bacille qui s'attaque particulièrement à la cellulose et la digère, au point que c'est à lui que nous paraissons redevable de pouvoir digérer cette substance. Cette année même, M. Abelou (de Montpellier) a isolé seize espèces de bactéries dans l'estomac ; il a constaté que la plupart digèrent les aliments et qu'ils doivent être des facteurs très importants dans les actes de la digestion.

Logiquement nous devons penser que le rôle des micro-organismes n'est pas étranger à l'action curative des sources de la *Grande-Grille* et de l'*Hôpital* dans les affections de l'estomac, de l'intestin et conséquemment du foie. J'espère pouvoir publier bientôt des recherches précises sur ce sujet.

Dans les affections calculeuses du foie ou des

reins on a soutenu que l'eau de Vichy dissolvait
les pierres. Petit croyait avoir démontré cette
action lithontriptique en faisant diminuer de
poids et de volume des calculs par le contact prolongé dans l'eau de Vichy ; Barthez, à la suite
de macération de foies, de rates dans l'eau de
Vichy, a conclu que les engorgements de ces
organes étaient guéris par ce mécanisme. Tout
cela peut être mis sur le même plan que la dissolution des indurations des valvules et des ori-
fices du cœur par les eaux de Vichy. L'eau de
Vichy ne dissout aucun calcul ; elle modifie les
liquides qui les entourent, dissout le mucus qui
agrège plusieurs calculs, facilite ainsi l'expulsion
de ces graviers, mais surtout et avant tout elle
modifie la vitalité de l'organisme et prévient la
formation de ces concrétions.

C'est ainsi que l'eau de Vichy soulage, puis
guérit. C'est là l'explication de ce fait : un malade goutteux vient à Vichy lorsqu'il est indemne
de toute manifestation goutteuse. Il prend les
eaux : rien d'appréciable si ce n'est quelquefois
une poussée goutteuse plus ou moins forte.
Après cette cure qui n'a rien produit immédiatement ce malade va se trouver débarrassé de sa
goutte pendant trois ou quatre ans.

Quant à savoir exactement combien de temps
dure cette modification de la vie organique, com-

bien de temps persiste cette vie nouvelle, il est
impossible de le prévoir, de l'affirmer exactement. Nous savons que l'alcool modifie l'organisme pendant un temps fort éloigné de celui
où on a cessé son usage, que les micro-organismes des maladies infectieuses laissent pendant
des années des modifications assez grandes pour
ne pouvoir se cultiver de nouveau chez une
même personne ; la clinique nous montre que la
guérison obtenue par des malades traités par
l'eau de Vichy persiste ; nous devons donc croire
que l'activité nouvelle qu'elles ont imprimé à la
vie organique dure longtemps.

Il est indispensable de faire remarquer ici que
la guérison, que cette activité particulière don-
née par l'eau de Vichy, sera obtenue d'autant
plus facilement que le mal sera moins enraciné
chez les sujets. On veut que des maladies que
toute une génération, parfois qu'un grand nombre de générations ont produites lentement,
doucement, soient guéries par la cure de Vichy
et en quelques semaines !

La guérison dans ces conditions ne peut être
obtenue que par un traitement prolongé et des
cures successives.

Il serait bien plus facile d'obtenir de bons résultats lorsque la maladie est moins ancienne.

N'est-il pas évident que ces adultes non malades qui suent l'arthritis par tous les points de leur économie, sans qu'il ait éclaté chez eux, retireraient le plus grand avantage de l'usage des eaux minérales qui leur conviennent ? Ces eaux seraient prises à intervalles, aux moments les plus favorables, les moins ennuyeux, puisqu'ils ne sont pas pressés par la maladie.

Cure

La cure de Vichy consiste essentiellement dans l'eau prise en boisson et dans les bains minéraux ; on y associe diverses pratiques hydrothérapiques, suivant les cas.

A point de vue de l'installation, aucune station du monde ne peut rivaliser avec Vichy. En dehors des établissements de la Compagnie fermière, des établissements Lardy et Larbaud, on y trouve quatre établissements hydrothérapiques, dont trois dirigés par des médecins, ainsi qu'un établissement thermo-résineux, à air chaud.

Le service balnéaire de la Compagnie fermière, pour l'administration des bains et des douches, dispose des appareils suivants :

2 cabinets réservés pour bains de luxe.

96 baignoires pour bains de 1re classe.

198 — — 2e —

24 — — 3e —

2 piscines pouvant contenir l'une 20, l'autre 14 personnes.

Un service de bains à domicile et de transport des malades des hôtels à l'établissement et *vice versa*.

10 appareils de douches à percussion, 1re classe ;

11 — — 2e —

2 — — 3e —

7 appareils de douches ascendantes, 1re classe ;

8 — — 2e —

2 — — 3e —

3 appareils de douches en baignoire, 1re classe ;

3 — — 2e —

156 appareils de douches vaginales ;

1 appareil pour douches ou bains de vapeur ;

2 salles spéciales pour lavages de l'estomac ;

2 salles pour bains, douches ou inhalations d'acide carbonique ;

1 salle d'inhalation de gaz oxygène ;

1 salle d'inhalation d'eaux minérales pulvérisées ;

Bains de siège, bains de pieds, etc.

Les baignoires, à Vichy, sont de 300 litres, la
partie utile est de 260 litres. Chaque bain renferme
donc 2 kilogrammes 236 grammes de principes
minéralisateurs, parmi lesquels :

Bicarbonate de soude,	1,274 gr.
Bicarbonate de potasse,	104
Bicarbonate de magnésie,	91
Bicarbonate de chaux,	130
Sulfate de soude,	90
Chlorure de sodium,	16

La quantité des éléments minéralisateurs est
donc énorme. Le bain minéral pur détermine
facilement de l'excitation et de l'insomnie chez
les sujets nerveux. Aussi, il est d'usage, sauf
prescription du médecin, toujours exécutée, de
couper le bain avec de l'eau douce par moitié.
Malgré cela la minéralisation reste encore de
plus de onze cents grammes.

Le bain minéral à Vichy s'accompagne de la
pénétration dans l'économie d'une quantité notable d'eau et de sels. L'absorption cutanée s'y
produit grâce au dégraissage, au décapage de la
peau par l'eau alcaline. Après une série de bains
minéraux de Vichy, de l'iodure de potassium
mis dans le bain est absorbée par la peau en
quantité suffisante pour être décelée dans l'urine.

Après une série de bains d'eau douce, cette absorption est absolument nulle.

Cette absorption est, du reste, de peu d'importance pratiquement. Elle ne suffit pas à expliquer l'action du bain; sans cela on pourrait le supprimer. L'absorption intestinale est presque toujours suffisante pour faire pénétrer dans l'économie les principes minéralisateurs. Mais l'action du bain sur la peau, l'excitation particulière qu'il produit sur l'immense réseau nerveux qui s'y trouve sont certainement plus importantes. Ces actions sont lentes, difficiles à décrire, mais bien nettes.

Nombre de stations leur doivent toute leur existence et nombre de malades l'amélioration ou la guérison. Ainsi on emploie seulement les bains dans les stations à minéralisation trop forte, comme Salins et Salies-de-Béarn. Les effets reconstituants de ces stations ne sont pas discutés pour cela.

A Vichy, dans les entérites chroniques, les bains minéraux employés souvent seuls donnent des résultats excellents, et, s'ils possèdent un pareil pouvoir, il faut leur en reconnaître un vis-à-vis d'affections d'une gravité moindre.

Les diverses pratiques de l'hydrothérapie entrent souvent dans la cure de Vichy. Un médecin doucheur a même implanté le costume pendant la douche. Cette douche est certainement moins efficace; elle expose aux refroidissements, quelques précautions que l'on prenne pour retirer rapidement le vêtement après la douche, et peut faire manquer la réaction.

L'emploi du costume ne permet pas au médecin de se rendre compte des modifications qui surviennent dans la coloration de la peau sous l'influence de la percussion de la douche, et de juger ainsi des effets produits. En l'absence de ce moyen de contrôle, le doucheur agira au hasard. Pour une question de bienséance relative, on compromettra beaucoup le résultat thérapeutique et on pourra le rendre fâcheux.

MALADIES TRAITÉES A VICHY

Affections de l'Estomac

Certaines affections chroniques de l'estomac retirent de la cure de Vichy une grande amélioration et souvent la guérison. Ce sont la dyspepsie, la dilatation de l'estomac, la gastrite chronique et l'ulcère simple à certaines périodes.

(a) Dyspepsie. — Dilatation de l'estomac

Toute personne qui, habituellement, digère lentement, péniblement, mais sans lésion de l'estomac, est dyspeptique. Dans la dyspepsie, les apparences de la santé sont souvent conservées ; parfois les traits sont tirés et il survient de l'anémie, de l'émaciation. L'appétit est généralement affaibli, quelquefois normal ou exagéré ; mais, dans l'un et l'autre cas, la digestion des aliments ingérés s'accompagne d'un sentiment de tension, de plénitude à l'épigastre, de som-

nolence, de bâillements, parfois d'un malaise
général qui peut aller jusqu'à des palpitations et
de la dyspnée. Assez souvent se produisent des
renvois gazeux, des éructations plus ou moins
sonores. Ces renvois peuvent être sans odeur,
sans saveur, ou être fétides, acides brûlants;
quelquefois même, sans effort de vomissement,
les malades rejettent quelques gorgées de matières alimentaires ; ces régurgitations sont infiniment plus fréquentes que le vomissement
véritable ; ce dernier est rare, et, alors même
qu'il se produit, il ne survient qu'à des époques
éloignées et dans des circonstances particulières.
La constipation est fréquente.

Ce qui est capital, c'est que ces malades ne
souffrent que pendant la durée de la digestion.
Elle est si pénible qu'elle entraîne un affaisse-
ment général. Au fur et à mesure que la digestion
s'achève, l'engourdissement diminue, le malaise
se dissipe, le besoin d'agir se réveille, la gaîté
revient; en un mot, le dyspeptique n'est plus le
même. Le sommeil est souvent troublé par de
l'insomnie : elle est presque constante si le malade se couche avant que la digestion ne soit
presque terminée. Le plus souvent alors, il survient un sommeil de plomb ; puis, vers une
heure, deux heures du matin arrive le réveil
avec sensation d'embarras à l'estomac, de serre-

ment au front ; mille idées bizarres, extravagantes assaillent le cerveau et le tiennent éveillé.
Vers le matin, cinq ou six heures, l'estomac se vide, le cerveau se calme, un sentiment de bien-être fait place à l'agitation et le sommeil se produit.

Au réveil, il existe presque toujours une sensation de fatigue, de lassitude, de besoin de dormir encore, qui se dissipe une fois levé.

Lorsqu'on examine ces malades à jeun, on ne trouve rien, si ce n'est un peu de sensibilité à l'épigastre. Chez quelques-uns, on trouve, par la percussion, un bruit de clapotage avant l'introduction d'aucun aliment. Chez beaucoup, si on a soin de faire prendre un demi-verre d'eau, on retrouve ce même clapotage. Si ce clapotage est perçu au-dessous d'une ligne allant de l'ombilic au bord costal gauche (Bouchard), le malade est non seulement dyspeptique, mais encore il a une dilatation de l'estomac.

Cette division de la dyspepsie en deux grandes variétés, la dyspepsie proprement dite et la dilatation de l'estomac, s'impose depuis que les travaux de Bouchard nous ont appris qu'elle jouait un rôle pathogénique considérable et que son traitement était spécial.

D'après mes observations, la dilatation de l'estomac représenterait la moitié des dyspepsies.

Quant aux variétés de la dyspepsie, il est inutile de les rappeler; les auteurs ont établi des divisions variables, incomplètes, arbitraires. Les divisions fondées sur les symptômes observés sont toutes de convention et la clinique nous montre constamment des malades qui embrassent à la fois deux ou trois de nos catégories. Quant à la classification chimique, elle n'est pas encore applicable, en raison de l'insuffisance de nos connaissances.

La cure de Vichy donne d'excellents résultats chez les dyspeptiques et les dilatés. Les travaux très-remarquables du professeur G. Sée, aidé de ses très distingués chefs de clinique, Mathieu et Raymond Durand-Fardel, paraissent nous en avoir donné l'explication, en nous montrant que chez presque tous ces malades il y a un excès d'acide chlorhydrique. La découverte que j'ai faite de diastases secrétées par les microcoques de la *Grande-Grille* et les bacilles de l'*Hôpital* a aussi contribué à soulever en partie le voile qui nous cachait l'action de la cure de Vichy chez les dyspeptiques. Il est probable que cette eau agit dans les maladies de l'estomac par sa composition chimique alcaline et par les diastases de ses micro-organismes. Quoi qu'il en soit, dès les premiers jours de la cure, le sentiment de tension après les repas, la somnolence, le malaise disparaissent.

L'appétit renaît, parfois il devient trop vif, et le médecin doit modérer l'alimentation. L'entrain, la gaieté, les forces reviennent en même temps ; le sommeil se régularise et devient normal : c'est un bon signe d'amélioration.

Chez les dilatés, il n'est pas rare de constater, dès le quatrième jour, que l'estomac digère en cinq heures et qu'il ne présente plus de clapotage au-dessous de la ligne indiquée après l'ingestion d'un demi-verre d'eau. On peut suivre toutes ces modifications pas à pas. Il ne faut pas se fier à ces apparences et se relâcher dans les prescriptions soit pour la quantité d'eau, soit pour le régime. La moindre imprudence, de simples fatigues font réapparaître les signes de la dilatation de l'estomac.

En dehors du régime alimentaire, complément indispensable de la cure, on doit savoir qu'il faut se contenter, dans ces affections de l'estomac, de fort petites quantités d'eau. L'eau minérale doit être fractionnée par doses et prise à intervalles réguliers : un temps suffisant sera laissé entre la dernière dose et les repas. L'eau doit laver, régénérer, exciter l'estomac, et pour cela une petite quantité d'eau minérale suffit.

De toutes les sources de Vichy, celles qui conviennent le mieux sont : l'*Hôpital* et la *Grande-*

Grille. L'*Hôpital*, plus douce, réussit bien en général; cependant la *Grande-Grille* donne souvent des résultats remarquables là où l'*Hôpital* ne pouvait être tolérée.

Les bains seront courts, frais et espacés ; les pratiques hydrothérapiques, les douches froides en particulier, sont associées au traitement minéral.

Enfin, chez certains malades dilatés, chez beaucoup moins qu'on ne l'a dit, il convient de pratiquer le *lavage de l'estomac.* Nulle part ce lavage ne peut être fait dans de meilleures conditions qu'à Vichy. L'eau est employée au sortir de la source en aussi grande quantité qu'on le désire, et à la température la plus favorable à chaque malade. Chez les dilatés non gastralgiques, le lavage avec l'eau de l'*Hôpital* convient mieux; chez ceux qui ont des douleurs, l'eau du *Puits-Carré*, 45°, donne en général des résultats meilleurs. Cette haute température calme mieux l'élément douloureux, excite et fait contracter plus fortement l'estomac.

Pratiqué dans ces conditions, le lavage de l'estomac remplit toutes les indications qu'on lui demande : il enlève les aliments incomplètement digérés, les produits de fermentation stomacale, les liquides souvent âcres qui l'encombrent ; il

soustrait ainsi la muqueuse au contact de ses
principes irritants et l'économie à l'absorption de
substances plus ou moins toxiques, dont le rôle
est fort important, comme l'a démontré Bouchard.
Enfin l'eau de Vichy nettoie la muqueuse, calme
son irritation et, grâce à sa température, excite
les tuniques musculaires et leur donne de l'énergie
pour se contracter.

(b) Gastralgie

Certaines personnes, en dehors des repas,
éprouvent tout d'un coup une douleur violente à
l'épigastre. Cette douleur irradie autour de
l'estomac en forme de cercle ou dans le dos ; la
pression de l'épigastre avec le bout du doigt
exaspère la douleur, une large pression la calme
ordinairement ; des vomissements aqueux, parfois alimentaires, des renvois gazeux surviennent
et assez souvent terminent la crise. La violence
de la douleur se trahit par une face pâle, anxieuse,
elle peut déterminer la syncope ou le délire. Ces
phénomènes constituent la *gastralgie*. Elle est
souvent une des formes de la dyspepsie, mais
elle peut exister à l'état d'entité morbide chez les
femmes nerveuses, dans la chlorose, les affections
utérines, la tuberculose pulmonaire au début.
La gastralgie chronique a été souvent employée

pour désigner par erreur des douleurs de lithiase biliaire. Pour ma part, j'ai vu un grand nombre de malades adressés comme gastralgiques et qui étaient bien réellement des lithiasiques biliaires. Le diagnostic de ces coliques hépatiques ne se fait pas facilement avec celui de la gastralgie. Il en résulte des conséquences fâcheuses pour les malades. Dès qu'un médecin soupçonne l'existence de la colique hépatique, il ne perd pas son temps à essayer une thérapeutique qu'il sait inefficace, il envoie le malade à Vichy aussitôt que possible.

Lorsqu'il croit être en présence de gastralgie, il essaye vingt médications avant d'indiquer les eaux minérales : c'est qu'il sait qu'il peut obtenir parfois la guérison par les seules ressources de la thérapeutique dont il dispose ; c'est qu'il sait encore que les résultats de la cure de Vichy dans la gastralgie ne sont pas toujours excellents.

La gastralgie traitée à Vichy guérit très souvent, souvent elle est améliorée, rarement elle ne subit aucune modification favorable.

(c) Gastrite chronique

L'inflammation chronique de la muqueuse de l'estomac, ou gastrique chronique, est très fréquente ; elle survient à la suite de la gastrite aiguë, de la dyspepsie ancienne, de la dilatation de l'estomac. Elle est souvent une des manifestations les plus pénibles de la diathèse goutteuse. Enfin, bien souvent, elle est produite par l'abus prolongé des liquides alcooliques.

Lorsque la gastrite est au début, et qu'elle ne détermine que des digestions lentes du pyrosis, quelques régurgitations acides, elle guérit très rapidement et très facilement par le traitement de Vichy.

Lorsque la gastrite est avancée, qu'elle détermine des vomissements glaireux, répétés souvent et en quantité, il faut absolument ajouter aux pratiques ordinaires de la cure de Vichy, le lavage de l'estomac.

(d) Ulcères simples de l'estomac

Les ulcérations de l'estomac, en dehors du cancer, peuvent survenir dans un grand nombre de conditions: érosions hémorrhagiques dans la gastrite urémique, dans la stase veineuse produite par des troubles circulatoires de la veine porte (maladies du foie et du cœur), ulcérations tuberculeuses (Marfan) ou syphilitiques, ulcérations consécutives à la fièvre typhoïde (Chauffard), aux grandes brûlures.

Les ulcérations qui succèdent à la gastrite
chronique et l'ulcère simple de l'estomac, décrit
pour la première fois par Cruveilhier, sont les
seuls justiciables de la cure de Vichy.

Dans l'ulcère simple le phénomène capital est
la douleur. Cette douleur est généralement cir-
conscrite à la pointe du sternum, et retentit dans
le point correspondant du rachis. Cette douleur
aiguë, pénétrante, térébrante, revient par
accès, plusieurs fois par jour ou à intervalles
éloignés. La pression l'exaspère, ainsi que l'ingestion des aliments.

Les vomissements d'abord pituiteux, alimentaires pendant une période qu'on peut appeler
dyspeptique, deviennent, à un moment donné,
hémorrhagiques. Si le vomissement survient peu
de temps après l'hématémèse, le sang vomi est
liquide et rouge ; si, au contraire, il survient
tardivement, le sang est noirâtre et plus ou moins
coagulé.

Le traitement de Vichy est utile chez ces malades, lorsqu'ils sont à la période dyspeptique du
début ou à la période de réparation, lorsque les
vomissements de sang ont disparu et qu'il ne
reste que de la dyspepsie et de la sensibilité à
l'épigastre.

Dans les crises gastriques de l'ataxie locomo-

trice, les vomissements sont quelquefois tintés,
on peut les confondre avec l'ulcère simple. On
pourrait donc, croyant à un ulcère, ordonner inu-
tilement le voyage de Vichy à ces malades.

Chez certaines hystériques on observe des
douleurs et des vomissements de sang, qui rappellent beaucoup l'ulcère simple ; j'ignore si le
traitement de Vichy amenderait l'état de l'estomac et partant la névrose ; mais la dyspepsie
simple des hystériques (Charcot) retire des avantages marqués de la cure thermale.

A la période de réparation de l'ulcère simple, la
cure de Vichy est utile pour faciliter la digestion
et pour décongestionner l'estomac. Si aucun
moyen ne donne de bons résultats, on est obligé
de recourir au lavage de l'estomac. Il doit être
pratiqué avec beaucoup de circonspection ; il faut
employer peu de liquide à la fois, de peur de
rompre une cicatrice peu résistante, et cesser à
la moindre défaillance, à la plus petite teinte
rosée du liquide. On a vu, en effet, une hémor-
rhagie mortelle survenir à l'occasion du lavage
de l'estomac.

On a cherché à établir des contre-indications
de la cure de Vichy dans la dyspepsie, dans la
dilatation de l'estomac, dans la gastrite ; je suis
convaincu qu'on a tort de vouloir établir des

contre-indications trop précises dans les affections non organiques de l'estomac; dans toutes les
catégories j'ai obtenu des succès et des revers; je
suis donc obligé à une grande réserve. Ce qui est
vrai, c'est que lorsque la dyspepsie est ancienne,
opiniâtre, il est rare que l'on puisse obtenir un
résultat aussi favorable par une médication quelconque, que par la cure minérale de Vichy. Les
eaux de la source de l'*Hôpital* ou de la *Grande-
Grille*, qu'on peut alterner avec la source *Lardy*,
arsénicale et ferrugineuse, représentent des
moyens d'action qui n'existent nulle part ailleurs.
J'ai vu des dyspeptiques arrivés à un tel degré
de cachexie, que je me demandais, malgré l'absence de tumeur épigastrique et de vomissements
caractéristiques, s'il n'existait pas chez eux une
maladie organique de l'estomac; j'ai tenté la cure
avec précaution et j'en ai vu obtenir une cure
complète et durable.

Cependant, on peut dire que les succès sont
moins constants dans les formes gastralgiques
de la dyspepsie que dans les autres. Lorsque la
gastralgie cache des coliques hépatiques, elle
guérit comme par enchantement. Lorsqu'elle ne
relève que de l'estomac, elle s'amende le plus souvent, mais assez fréquemment elle ne subit aucune modification. Des eaux moins fortes sont
alors indiquées et doivent être tentées.

Dans l'ulcère simple, à la période aiguë et
lorsque les hémorrhagies sont fréquentes, il ne
faut pas recourir au traitement de Vichy; on doit
attendre que les douleurs soient moins vives et
les hématémèses disparues depuis longtemps.
Toutes les variétés de cancer de l'estomac,
ainsi que les dégénérescences atrophiques de
cet organe, sont des contre-indications absolues
au traitement thermal, car il serait pour le moins
inutile.

Affections de l'Intestin

Entérite

Sous l'influence de la médication de Vichy la
digestion stomacale est plus parfaite, les aliments
mieux élaborés passent dans l'intestin sans l'irriter; une certaine quantité d'eau minérale arrive
dans les premières parties de l'intestin grèle pour
les laver et les modifier; les sécrétions biliaires
et intestinales ne tardent pas à changer de quantité, de qualité et d'aspect; il en résulte une amélioration des fonctions intestinales qui va souvent
jusqu'à la guérison.

La lientérie des gros mangeurs, certains cas
d'entérite rhumatismale, l'entérite dépendant de
la lithiase biliaire, l'entérite chronique, la diarrhée

des pays chauds et la dysenterie chronique, sont particulièrement bien modifiés par la cure.

La lientérie des gros mangeurs est caractérisée par le besoin d'aller à la garde-robe immédiatement après le repas ; beaucoup sont obligés d'interrompre leur dessert. Les selles sont liquides ou demi-liquides, elles s'accompagnent de petites douleurs dans le ventre, mais qui sont passagères.

Une hygiène appropriée triomphe ordinairement de cette affection ; cependant, j'ai vu deux malades soignés chez eux, par des médecins très instruits, qui ont été obligés de venir à Vichy pour guérir leur lientérie.

Certaines personnes ont de la diarrhée chaque matin au lever ; lorsque ce symptôme est une cause d'affaiblissement, on peut recourir au traitement de Vichy avec certitude de guérison.

Dans l'entérite liée aux mauvais états des voies biliaires, et surtout celle qui est liée à l'existence de la lithiase biliaire, la cure de Vichy donne de bons résultats. Cependant, le succès n'est pas constant. Une de mes clientes, atteinte de lithiase biliaire et de diarrhée, a quitté Vichy très améliorée, beaucoup plus forte, mais il existait encore deux selles liquides par jour.

La diarrhée chronique des pays chauds nous

vient surtout de la Cochinchine et du Tonkin ;
le contingent du Sénégal et particulièrement
celui de l'Algérie et de la Tunisie a beaucoup
diminué.

Cette diarrhée persiste avec une grande opi-
niâtreté, résiste à toutes les médications et même
au changement de climat.

Lorsqu'elle n'a pas déterminé une émaciation,
un affaiblissement trop grand, la cure de Vichy
donne des résultats très favorables.

Les bains minéraux chauds et prolongés, ainsi
que l'a établi M. Durand-Fardel, jouent un grand
rôle dans leur guérison.

La dysenterie chronique est bien modifiée par
la cure de Vichy ; mais celle-ci doit être prolongée
et répétée, après un certain intervalle.

Dans les cas anciens, où les malades très affaiblis perdent constamment du sang mélangé à
des selles muco-purulentes, on peut, à la rigueur,
essayer la cure thermale ; mais si les résultats ne
sont pas satisfaisants dès le début, le mieux est
de ne pas persister.

De même lorsque l'état cachectique l'emporte
sur les symptômes intestinaux, il faut prescrire
les eaux chlorurées fortes.

Maladies du Foie

Les eaux de Vichy ont donné des résultats si brillants et chez tant de personnes dans les maladies du foie qu'on a presque fini par oublier qu'il y avait des indications et contre-indications. Pour peu qu'un malade digère mal trois ou quatre heures après les repas, qu'il ait un peu de gène dans l'hypochondre droit, un peu de jaunisse, on l'envoie à Vichy. C'est souvent un tort et parfois une faute.

Les eaux de Vichy conviennent dans certains cas d'ictère simple. Dans la plupart des congestions chroniques du foie, dans la lithiase biliaire, dans les cirrhoses au début, dans quelques dégénérescences graisseuses. Elles sont inefficaces ou dangereuses dans l'atrophie aiguë ou ictère grave, l'hépatite suppurée, les dégénérescences amyloïdes, les néoplasies du foie ou des voies biliaires (cancer, sarcomes, myxomes, angiomes, kystes hydatiques, etc.).

Ictère simple prolongé

Lorsque l'ictère survient sans cause appréciable chez un sujet bien portant, justifiant ainsi la conception de maladie infectieuse émise

4

par Chauffard, lorsqu'il succède à l'irritation
gastro-duodénale, il disparaît rapidement, en
une ou deux semaines, et le foie ne conserve pas
de traces de cette affection.

Il arrive cependant que cet ictère se prolonge,
dure des mois : la tuméfaction du foie augmente,
les digestions sont troublées, l'amaigrissement se
prononce. Musser et Keen, dans un cas, ont pratiqué la cholécystotomie, croyant à l'enclavement
d'un calcul dans le cholédoque. Dans ces cas de
durée insolite de l'ictère simple, la cure thermale
de Vichy convient parfaitement : elle donne tou-
ours et rapidement un bon résultat.
j

Ictère à répétition

A côté de l'ictère catarrhal prolongé, il est
une forme d'ictère qui est bien plus fréquente et
qui est une indication de la cure de Vichy, c'est
l'ictère à répétition.

Cet ictère se montre habituellement chez les
gros mangeurs, chez ceux qui font abus des aliments épicés, des boissons alcooliques, chez
certains goutteux. Dans l'intervalle des poussées
d'ictère, le foie reste un peu plus gros, parfois
un peu sensible, et les conjonctives gardent une
teinte subictérique. Aucun traitement ne donne
des résultats comparables à celui de Vichy ; le

changement de régime s'ajoute à l'action de l'eau, et il est plus facile à obtenir loin des occupations habituelles.

On voit des malades presque tous entachés d'arthritisme et presque toujours des femmes, qui ont des poussées aiguës de congestions hépatiques à époques régulières. Ces congestions se font chez les femmes au moment des règles et les fatiguent beaucoup. Elles s'accompagnent de véritables débâcles bilieuses par le haut et par le bas, souvent d'un léger mouvement fébrile. Aucun traitement ne réussit, sauf celui de Vichy, encore n'est-il pas toujours d'une efficacité de longue durée.

Mme B... de I... fait à Vichy une cure pour cette affection ; les règles reviennent plus tôt que d'habitude, vers le vingtième jour du séjour à Vichy ; elles se font sans douleur, sans s'accompagner de congestion du foie, sans débâcle bilieuse ; mais aux règles suivantes, la congestion du foie reparut.

Congestions hépatiques chroniques. Engorgements du foie

A chaque période digestive, le foie se remplit de sang et cette phase de réplétion dure autant que la digestion gastro-duodénale. Grâce

à la présence d'un double système de capilaires
interposés entre le cœur et la circulation veineuse générale, le foie est éminemment sujet à la
congestion. En conséquence, le foie finit par se
congestionner et par rester plus volumineux, par
suite de repas trop copieux et trop répétés,
d'écarts de régime, d'abus de boissons spiri-
tueuses. Elle est fréquente dans les fièvres inter-
mittentes, dans les fièvres remittentes, à forme
bilieuse, des pays chauds, dans la dysenterie,
dans la goutte viscérale, le diabète. Cet engor-
gement hépatique se traduit par une gêne, une
pesanteur à l'hypochondre droit, et le teint subictérique. La moindre fatigue, le plus petit excès,
amène de l'ictère ; chose importante, c'est presque toujours un ictère par polycholie, car les
matières restent colorées. Le foie est sensible à
la pression, augmente de volume et déborde les
fausses-côtes.

L'augmentation de volume du foie est souvent
le seul symptôme de la congestion du foie, elle
est loin de se faire régulièrement sur ses deux
lobes ; dans les trois cinquièmes des cas, j'ai
trouvé une prédominance manifeste sur le lobe
gauche. Quelquefois, ce lobe était seul congestionné ; il ne faut donc pas méconnaître des engorgements réels, mais qui ne se traduisent que
par un empiètement du lobe gauche du foie sur

l'épigastre. Il faut également se rappeler, lorsqu'on examine un malade atteint de congestion du foie, qu'il ne suffit pas d'établir de combien l'organe déborde les fausses-côtes pour connaître l'augmentation de volume, mais qu'il est nécessaire de marquer de combien il est remonté du côté des poumons. Dans des engorgements considérables, il arrive que le foie déborde à peine les fausses-côtes, parce qu'il remonte très haut.

Lorsque la congestion chronique du foie est établie, elle ne tend guère à la résolution. Elle est sujette à des poussées aiguës pendant lesquelles les douleurs, l'embarras gastrique et le volume du foie augmentent. Ces poussées s'observent pendant longtemps sans autres accidents, mais, suivant leurs causes, elles se terminent parfois par la formation d'abcès.

Dans toutes les affections pulmonaires où la circulation est gênée (bronchite chronique, dilatation des bronches, emphysème, sclérose pulmonaire, tumeurs intra-thoraciques, épanchements chroniques des plèvres, adénopathie bronchique, déformations rachitiques) le foie est congestionné. Il en est de même dans les affections du cœur et spécialement dans celles de l'orifice mitral. Dans toutes ces affections les vaisseaux du foie peuvent se laisser dilater au point qu'on sent un véritable pouls hépatique. Les eaux de Vichy ne peuvent être utiles dans les congestions passives dues à des affections pulmonaires ou cardiaques.

Cependant, dans la congestion produite par des lésions mitrales, le traitement thermal peut rendre des services. Je ne possède que deux observations sur ce sujet ; mais dans les deux cas, il y a eu une amélioration sensible du foie et du cœur.

La stimulation des fonctions gastro-hépatiques produite par la cure, explique le relèvement des forces et du cœur.

Il faut, en outre, se rappeler que la congestion hépatique dans l'insuffisance mitrale est parfois extrême, alors que le cœur est encore fort. Jules Simon a montré que cela se voyait surtout dans le tempérament bilieux, la goutte, la gravelle. Rien d'extraordinaire dès lors qu'on soit réellement utile aux malades par une médication qui s'adresse directement à leur organe le plus faible.

La congestion chronique du foie doit être soignée dès qu'on s'en aperçoit ; au début, elle guérit facilement, plus tard 'elle reste et devient le point de départ de cirrhoses. Dans les cas indiqués, la congestion du foie doit être traitée par les eaux chaudes de Vichy, *Hôpital* ou *Grande-Grille*. Les doses seront assez élevées ; toutefois l'état de chaque malade devra modifier la quantité à prescrire. Les bains alcalins, l'hydrothérapie, parfois les douches sur le foie complètent le traitement. Dès le début de la cure, l'appétit se relève, les digestions se font mieux et le foie diminue. Les douleurs sourdes qui accompagnent souvent la congestion s'accentuent légèrement, puis elles s'apaisent. Le teint redevient clair ainsi que les urines.

Lorsque la congestion n'est pas trop ancienne, une seule saison suffit pour la guérir. Dans les cas plus anciens, on constate d'abord une rapide diminution du foie, puis il reste stationnaire et il faut plusieurs saisons pour obtenir la guérison.

Lorsque la congestion s'accompagne de fièvre le soir, de petits frissons erratiques, il faut craindre la formation d'abcès. Si le malade est encore chez lui, on attendra que tous les phénomènes inquiétants soient dissipés avant de l'envoyer à Vichy. S'ils se produisent pendant le traitement thermal, on devra le suspendre jusqu'au rétablissement du calme le plus complet.

Cirrhose

Lorsque la glande hépatique est atteinte de
sclérose, on dit qu'elle est cirrhotique. Les
altérations de ce genre sont assez variables
entre elles pour établir des différences marquées
dans les signes morbides qu'elles entrainent,
et nécessiter des divisions assez nombreuses.
On distingue la cirrhose atrophique, la cirrhose
hypertrophique biliaire, les cirrhoses mixtes, la
cirrhose hypertrophique paludéenne, la cirrhose
hypertrophique graisseuse, la cirrhose cardiaque,
la cirrhose syphilitique.

CIRRHOSE ATROPHIQUE. — Elle se caractérise par
une diminution progressive du foie ; des troubles
dyspeptiques et du météorisme abdominal
attirent l'attention au début ; l'examen montre
la petitesse du foie, plus tard apparait l'ascite,
les œdèmes, les hémorrhagies. La mort survient
par cachexie ou une complication dont la plus
fréquente est l'ictère grave.

Le traitement de Vichy peut rendre de grands
services dans cette affection. Il est surtout utile
au *début* et l'on peut dire qu'il aide puissamment
à la guérison.

La cure thermale combat l'anorexie, les nau-
sées, la pesanteur à l'hypochondre droit, la

pituite, le ballonnement de l'estomac, relève la nutrition générale, stimule toutes les fonctions du foie et favorise la résorption des exsudats.

A partir du moment où le foie commence à se rétracter les chances de guérison deviennent moins grandes.

Lorsque l'ascite existe, peut-on conserver l'espoir d'arrêter la marche progressive de la maladie ? Son existence a été regardée pendant longtemps comme un signe de désespérance absolue qui contre-indiquait tout espoir de guérison. Aujourd'hui une observation plus nombreuse et plus rigoureuse a montré plusieurs cas de cirrhose atrophique du foie avec ascite, qui finissaient par guérir.

Pour ma part, j'en possède un cas très probant : la guérison, commencée par une première cure, consolidée par une seconde et une troisième, s'est maintenue depuis quatre ans.

Il est possible que dans les cas de guérison de cirrhose atrophique avec ascite, il s'agisse d'ascite sous la dépendance d'une altération du péritoine (Rendu) et non du resserrement des ramifications intra-hépatiques de la veine porte ; mais ce qui est certain, indiscutable, c'est l'utilité de la cure de Vichy dans ces circonstances.

La cure thermale de Vichy peut et doit donc

être tentée chez les cirrhotiques atrophiques, même lorsqu'ils sont atteints depuis peu d'une ascite légère,

L'indication est absolument renversée lorsque l'ascite existe depuis longtemps, se reproduit constamment, rapidement, lorsque les fonctions de nutrition sont tellement altérées que le malade est faible, débilité, amaigri, la peau sèche, terreuse, les urines riches en acide urique, pauvres en urée (Brouardel).

Dans ces circonstances, suivant le degré de la lésion, on obtiendra une amélioration légère des fonctions digestives et de l'état général, ou on échouera complètement.

CIRRHOSE HYPERTROPHIQUE. — La Cirrhose hypertrophique débute par une période insidieuse et lente avec des troubles digestifs, anorexie, flatulence, éructation. Le malade est fatigué, il ressent une gêne à l'épigastre, une pesanteur à l'hypochondre droit. De temps en temps surviennent des poussées congestives du côté du foie, avec ictère, et parfois douleurs vives. Le foie augmente de volume à chaque poussée, e reste gros dans l'intervalle. La rate devient plus grosse ; mais l'ascite fait défaut ainsi que la circulation complémentaire. Sa durée est très variable, ordinairement de plusieurs années.

La cure de Vichy donne des résultats remarquables dans cette affection ; je suis convaincu
qu'un grand nombre de malades envoyés ici et
guéris d'engorgements chroniques du foie auraient
fini par avoir de la cirrhose hypertrophique, qui
les aurait tués s'ils n'avaient pas eu le secours de
la médication alcaline.

Lorsque la cirrhose hypertrophique est con-
firmée, que le foie reste gros, l'ictère constant,
la cure de Vichy est encore utile. Elle relève les
fonctions digestives et donne ainsi des forces.
Chose en apparence extraordinaire chez ces
malades qui ont des épistaxis fréquents, qui
perdent du sang par leurs gencives, leur gorge,
le traitement de Vichy bien dirigé fait disparaître cette tendance aux hémorrhagies, et fait
cesser ces pertes de sang. La cure arrête la marche progressive de la maladie, retarde la cachexie
et recule la terminaison fatale. Ordinairement,
après la première semaine du traitement thermal,
les pertes de sang diminuent de fréquence, de
quantité et finissent par disparaître. Dans les cas
les plus défavorables, ces hémorrhagies ne sont
jamais augmentées. Il est bon cependant de ne
pas faire absorber de trop grandes quantités d'eau
minérale.

LES CIRRHOSES MIXTES comprennent les cas
cliniques qu'on ne peut ranger dans aucune des

deux classes précédentes ; leurs indications pour Vichy ne présentent rien de spécial à noter.

La Cirrhose paludéenne s'accompagne constamment d'augmentation de volume de la rate, de troubles digestifs ; le traitement alcalin donne des résultats extrèmement remarquables. Bien souvent alors on se trouvera bien de recourir à la source Lardy ferrugineuse et arsénicale.

La cirrhose hypertrophique graisseuse évolue trop rapidement pour qu'elle puisse donner l'idée d'un traitement thermal. J'ai établi l'indication de la cure dans certains cas de cirrhose cardiaque.

Quant à la Cirrhose syphilitique, il est certain qu'elle peut devenir l'indication de la médication alcaline. Lorsque le traitement spécifique s'est montré impuissant, il sera bon de tenter la cure de Vichy. Dans un cas, j'ai vu les fonctions gastro - intestinales, auparavant complètement anéanties, se relever, l'amaigrissement cesser, les forces revenir, le traitement spécifique toléré et le foie guérir. Vichy, dans ce cas de lésion hépatique syphilitique, a été utile comme le sont les eaux sulfureuses d'une manière générale dans la syphilis. Les eaux sulfureuses ne guérissent pas la syphilis ; elles permettent de la guérir.

Lithiase biliaire. — Coliques hépatiques

La *lithiase biliaire*, cause de la colique hépatique, fournit à Vichy un énorme chiffre de malades. C'est que cette affection n'a pas de meilleur traitement que celui de Vichy, qui éloigne les coliques, diminue leur longueur, leur intensité, et enfin guérit la maladie.

L'examen des causes de la lithiase biliaire nous montre que si cette affection peut survenir accidentellement sous l'influence d'une mauvaise hygiène, d'une alimentation défectueuse, de grossesses répétées, elle est le plus souvent une manifestation diathésique, le résultat d'une oxydation inférieure des produits azotés, d'un ralentissement de la nutrition.

Ce trouble nutritif est fréquemment inné et très souvent héréditaire.

« La lithiase biliaire (1) s'observe très souvent ; on l'a constaté très fréquemment à l'autopsie, on peut également la reconnaître ou la soupçonner pendant la vie, mais on peut dire qu'elle se manifeste rarement par la colique hépatique. Le plus grand nombre des individus atteints

(1) BOUCHARD. *Maladies par ralentissement de la nutrition*. Paris 1882, p. 82.

de cette maladie gardent leur calcul, souffrant
peut-être d'hépatalgie ou de pseudo-gastralgie ;
mais le grand appareil phénoménal de l'expulsion du calcul est un accident exceptionnel.
Toutefois, une observation clinique, plus minu-
tieuse, permettra de rattacher à la lithiase biliaire
ces accidents dyspeptiques ou de pseudo-gastralgie auxquels je viens de faire allusion et qui
n'ont pas d'analogie même lointaine avec la colique hépatique. »

La symptomatologie de la lithiase biliaire est
trop connue pour qu'il soit utile d'y insister ici.
Lorsque les calculs s'engagent dans le canal cholédoque ils détermine la colique *hépatique* :
celle-ci se termine favorablement par l'arrivée du
calcul dans l'intestin, mais elle récidive chaque
fois qu'un nouveau calcul s'engage dans les voies
biliaires.

Un calcul engagé dans le canal cholédoque
peut s'enclaver dans le canal cholédoque d'où
ictère chronique, angiocholite simple ou suppurée, cirrhose biliaire. Parfois le calcul détermine
des ruptures, des perforations, de la vésicule et
des canaux biliaires.

Les calculs biliaires sont essentiellement formés de cholestérine.

« Celle-ci est introduite en petite proportion

par les aliments et se forme en plus grande quantité dans l'organisme. Une partie se brûle, une partie s'élimine avec la bile, elle ne s'accumule nulle part, elle peut être abondante dans certains éléments; son abondance dans les humeurs est déjà pathologique. Partout où elle existe, elle est en dissolution; tout dépôt de cholestérine peut être considéré comme morbide. Ce qui l'empêche de se préciter dans les tissus, c'est son mélange avec la lécithine ; *ce qui la maintient en dissolution dans les humeurs, ce sont certains sels alcalins et en particulier les savons de potasse ou de soude et les sels que les acides biliaires forment avec ces bases. Mais pour que ces sels maintiennent la cholestérine en dissolntion, il faut que le milieu soit alcalin.* Il faut de plus que ce milieu ne renferme que de faibles proportions de chaux ; sans quoi, par le fait d'une double décomposition, la chaux s'emparant des acides gras formerait des savons insolubles ; de même, en se fixant sur les acides biliaires, elle formerait encore des cholates insolubles (1). Ces considérations nous indiquent que les eaux minérales chargées de chaux ne doivent pas être employées dans le traitement de la lithiase biliaire.

Tout individu atteint de lithiase biliaire doit

(1) BOUCHARD. Loc. cit.

être soigné non seulement pour éviter les douleurs de la colique hépatique, mais encore les complications graves, parfois mortelles, de cette maladie.

Or, il est un grand nombre de malades qui restent atteints de lithiase biliaire pendant très longtemps, parfois plusieurs années et chez lesquels on n'indique pas le seul traitement capable de les guérir, parce qu'on ne reconnaît pas la nature de leur maladie.

La symptomatologie dans ces cas est très complexe, irrégulière, et consiste en phénomènes en apparence simplement grastriques ou intestinaux. Lasègue disait : « On peut dire sans restriction que la *crampe d'estomac telle qu'on s'est plu à la décrire n'existe pas;* presque toujours, sinon toujours, quand on constate une douleur soudaine, atroce, occupant le creux épigastrique, sans relation ni avec l'ingestion récente d'aliments, ni avec l'introduction d'un poison corrosif, n'aboutissant pas à une indigestion évidente, il y a lieu d'admettre, d'emblée, l'existence d'une colique hépatique », et Gubler : « Il y a des malades qui ont des crises horribles, que l'on qualifie de gastralgie, parce qu'il n'y pas d'ictère. »

Que mes confrères veuillent bien se rappeler que toutes les fois qu'ils se trouveront en présence de dyspepsie tenace, à périodes douloureuses, irrégulières comme moment et comme intensité, survenant principalement 3 ou 4 heures après les repas, ils devront admettre l'existence d'une li thiase biliaire, et que presque constamment le traitement de Vichy par son résultat viendra démontrer la justesse de leur diagnostic.

L'objectif du traitement dans la lithiase biliaire ne doit pas être de détruire les calculs existant, mais de favoriser leur expulsion et de prévenir la formation de nouveaux calculs. Autrement ce ne serait qu'un traitement palliatif qui devrait durer autant que la maladie.

Aujourd'hui l'observation clinique et l'expérimentation sont d'accord sur le traitement qui convient le mieux dans la lithiase. Il consiste dans l'indication du régime alimentaire, dans l'exercice et dans la cure de Vichy.

Les eaux de Vichy rendent la bile plus fluide, plus alcaline, mais elles n'ont pas d'action dissolvante sur les calculs une fois formés. Cependant, comme elles dissolvent le mucus qui les unit entre eux, elle peut permettre la sortie sans douleur de calculs qui, sans cela, auraient déterminé des douleurs violentes. Peut-être, en outre, ont-elles la propriété de modifier la sensibilité des voies biliaires et de diminuer ainsi les douleurs?

Quoiqu'il en soit, elles ont la propriété de pousser aux coliques hépatiques, de faciliter la sortie des calculs et de guérir la dyscrasie qui engendre les calculs.

Cette propriété expultrice des eaux de Vichy s'exerce par l'augmentation de la contractilité des canaux biliaires Il en résulte que la colique hépatique est assez fréquente pendant la cure, et plus fréquente encore dans la première quinzaine qui la suit. Je possède plusieurs observations de ce dernier genre où, à la suite d'une colique postérieure à la cure, la guérison s'est maintenue définitive.

Ce qui prouve bien cette vertu expultrice de l'eau de Vichy, c'est qu'il n'est pas rare de voir des malades qui rendent des calculs sous l'influence de son usage à l'occasion d'une maladie toute différente, diabète ou goutte. Dans ces cas, on pourrait dire que ces eaux sont révélatrices de la lithiase biliaire.

Si la colique hépatique doit être regardée, malgré ses douleurs, comme un événement heureux qui débarrasse les voies biliaires, il n'en est pas moins vrai que souvent on cherche à l'éviter, soit parce que le sujet est épuisé, soit parce que les coliques s'accompagnent de phénomènes graves, délire, convulsions, soit parce que la

malade est enceinte, etc. Malades et médecins
doivent se trouver fort heureux qu'il existe plusieurs sources à Vichy. La source de la *Grande-
Grille* pousse davantage à la colique et réveille
souvent les accidents aigus ; lorsqu'il y a un état
douloureux elle l'augmente et ne doit pas être
employée.

Les autres sources, au contraire, guérissent,
mais agissent d'une manière plus douce ; aussi,
avec du soin, de la prudence et de l'expérience,
il est le plus souvent possible d'éviter la colique
hépatique.

Les effets du traitement se font sentir dès
les premiers jours. L'appétit renait, le sommeil
devient meilleur. Il y a souvent un peu de constipation au début. C'est, à cette époque, que les
coliques hépatiques ont le plus de tendance à se
montrer. A ce moment, le foie est souvent un peu
sensible et il y a un léger état nauséeux. Très
promptement, ces phénomènes sont remplacés
par un état de bien-être inusité : appétit extrême,
digestion rapide, selles régulières, forces plus
grandes. Un distingué confrère me disait : « Il me
semble que je n'ai jamais souffert de mon foie, je
suis transformé ». Il n'est pas rare que les malades
qui buvaient l'eau minérale avec plaisir, finissent
par la prendre avec peine vers le vingt-deux ou

vingt-cinquième jour de la cure ; c'est un signe de saturation, et qui indique qu'il faut cesser la médication alcaline.

Ainsi, sous l'influence de la cure, l'appétit renait, les forces reviennent, le foie diminue s'il était congestionné.

Chez un certain nombre de malades, il semble que le traitement a donné des résultats nuls au moment de leur départ de Vichy ; mais, peu de temps après, deux mois environ, l'amélioration qu'on n'espérait plus se produit d'une manière très nette.

On doit envoyer les malades à Vichy, autant que possible, à une époque éloignée du dernier accès de colique hépatique. La cure convient d'autant mieux, qu'on est dans une période d'accalmie.

Cependant il arrive que les malades ont des coliques hépatiques tous les deux jours, tous les huit jours ou tous les quinze jours ; leurs forces s'épuisent et ils marchent à la mort. Dans ces circonstances on n'a pas le choix, et le meilleur est encore de diriger le malade sur Vichy, ou un médecin éclairé établira un traitement en conséquence.

Dans les cas d'obstruction permanente des voies biliaires il y a dilatation de la vésicule biliaire, si l'obstacle est sur le canal cystique. J'ai vu un grand nombre de ces cas, en général, il n'y a pas de gravité, car les fonctions digestives se font assez bien. La guérison s'obtient tantôt par effacement lent, progressif de la vésicule, tantôt à la suite d'une colique hépatique.

Lorsque le calcul est enclavé dans le canal cholédoque le foie est gros, la vésicule distendue, les selles décolorées, l'ictère permanent et intense.

Dans ces circonstances, le traitement de Vichy fait merveille, il rétablit les fonctions gastro-intestinales, diminue le prurit, l'urticaire, qui existent si souvent, et arrête l'amaigrissement et la débilitation.

La guérison ne se produit que lentement après une cure prolongée, méthodique. Tantôt les selles se colorent peu à peu comme si la bile rendue plus fluide coulait en partie à travers les calculs désagrégés ; tantôt une ou plusieurs coliques hépatiques poussent les calculs vers l'intestin et libèrent les canaux biliaires.

Il est de tradition que trois saisons de Vichy suffisent pour guérir la lithiase biliaire. Cette opinion ne mérite pas d'être discutée. Les gens qui ont des coliques hépatiques sans prédisposition héréditaire, sans arthritisme guérissent facilement; ceux, au contràire, chez qui existe un ralentissement originel des combustions, ont besoin de plus de persévérance dans le traitement thermal.

Il faut bien savoir que si on veut obtenir une guérison radicale il est nécessaire de réitérer le traitement thermal, même après la guérison apparente.

Dans l'intervalle des cures, le malade doit boire chez lui de l'eau de Vichy de temps en temps; il doit se soumettre à un régime alimentaire, à un genre de vie active. Toutes ces prescriptions lui seront indiquées par son médecin, auquel il fera part, en revenant de sa cure, des appréciations du médecin de Vichy.

Au chapitre des eaux transportées, nous verrons quelles sont les sources qui conviennent le mieux.

Diabète

Le diabète est essentiellement caractérisé par la présence permanente d'une quantité plus ou moins grande de glycose dans l'urine.

L'augmentation de la soif, de la faim, des urines, en est la conséquence.

Depuis les travaux de Chevreul, il n'est pas douteux que la diminution de l'alcalinité du sang rend les oxydations moins actives. Mialhe a fondé sur cette idée une théorie du diabète, qu'il attribue à un défaut d'oxydation du sucre par suite d'une diminution de l'alcalinité du sang.

On travaille, on expérimente sur le diabète, et personne n'en sait encore au juste la cause. Les théories se multiplient, mais le traitement reste le même, c'est la cure de Vichy qui donne les meilleurs résultats.

Les médecins qui préconisent le traitement de Vichy rappellent que Glax a démontré que l'eau chaude diminue la glycosurie ; Lomikowsky et Pavy, que le bicarbonate de soude empêche le glycogène de se transformer en sucre.

Fremy, en arrosant un arbre avec une solution alcaline, a constaté qu'il ne donnait plus de fruits sucrés. Martin-Damourette a vu la vigne, arrosée avec une solution alcaline, produire un raisin presque sans sucre.

A défaut d'explications, il est une démonstration bien plus évidente que tout ce que les expérimentateurs pourront faire de l'efficacité de l'eau de Vichy dans le traitement du diabète ; ce sont les résultats obtenus chaque année sur des milliers de diabétiques, résultats presque toujours excellents et durables.

Nous verrons cependant qu'il est des circonstances où ce traitement n'est pas favorable.

Effets du traitement. — Dès le deuxième ou
troisième jour du traitement de Vichy, les diabétiques voient disparaître la sécheresse de la
bouche, la soif brûlante et les envies d'uriner.
L'urine devient rapidement alcaline ; moins
rapidement cependant que chez un individu non
diabétique. Les mictions sont moins fréquentes
la nuit et se rapprochent de l'heure du repos,
c'est-à-dire qu'elles reprennent leur caractère
normal. En même temps, l'analyse de ces urines
montre une diminution rapide de sa teneur en
sucre : assez souvent, il disparait entièrement.
L'appétit se développe, les fonctions digestives.
s'accomplissent plus rapidement, le dégoût des
aliments azotés s'efface.

« L'amélioration de l'état général, dit M.
Lécorché, le retour des forces, du moral, du
sommeil, suit de très près le changement subi
par l'urine. Les eaux alcalines font, à n'en pas
douter, disparaître tous les symptômes dus à
l'intoxication sucrée. »

Ces effets de la cure de Vichy se maintiennent
pendant plusieurs mois.

Lorsqu'on peut le faire, il est bon de recourir
à deux cures dans la même année.

J'ai obtenu de cette pratique des résultats excellents dans deux cas où la marche, brusquement aiguë du diabète, m'inquiétait particulièrement : le diabète, à la suite de ces cures, a repris sa marche lente.

Deux cures surveillées, bien conduites, sont sans danger.

Cependant, même lorsqu'il ne peut faire qu'une cure, le diabétique n'en retire pas moins un bénéfice très grand. La glycosurie n'apparaît qu'après un temps assez éloigné ; lorsqu'elle revient, ce n'est qu'affaiblie, en moindre quantité ; un traitement à la maison et un régime approprié peuvent maintenir le malade dans de bonnes conditions.

Il suffit de revenir à Vichy, de recommencer une saison pour prévenir les dangers d'une intoxication, pour ramener en arrière l'affection ; de cette manière, on la maintient dans les limites compatibles avec la santé.

Les effets du traitement de Vichy sont bien dus à l'action de l'eau minérale.

Un certain nombre de malades des environs ont été soumis a un régime sévère avant la cure, leurs urines analysées, puis ils sont venus à Vichy ; toujours, constamment, j'ai constaté une

modification très grande de l'état général et du
sucre sous l'influence de la seule cure.

En voici un exemple qui peut se passer de
commentaires :

« M. G... vient à Vichy, le 4 août 1886, avec
226 grammes de sucre dans les vingt-quatre
heures; sous l'influence du régime et de la médication, le 16 août le sucre tombe à 33 gr. 41
en vingt-quatre heures. Le malade continue le
traitement thermal, mais cesse tout régime, il
mange plus de féculents que chez lui ; le 30 août
on trouve pour les vingt-quatre heures 40 gr. 51
de glycose au lieu de 226 grammes. Cette observation est très démonstrative, car j'ai fait toutes
les analyses moi-même. »

La guérison peut-elle s'obtenir ? Dans mon
étude de l'action de l'eau de Vichy sur la nutrition, j'ai cité un malade chez lequel le traitement
de Vichy, continué pendant plusieurs années de
suite, avait fait diminuer progressivement, puis
disparaître la glycosurie. Sous l'influence du
régime féculent la glycosurie reparut malgré le
traitement thermal ; le malade fut forcé de se
restreindre un peu plus qu'une personne bien
portante pour rester sans sucre. L'an passé, il y
avait guérison apparente, *le malade pouvait
manger comme tout le monde*, insister même sur

les féculents sans voir apparaitre du sucre dans
les urines.

La cure de Vichy donne constamment de bons
résultats au début du diabète, lorsque le malade
est encore vigoureux, lorsque la maladie n'est
pas trop ancienne. Cependant, lorsque le malade
commence à maigrir, à perdre ses forces, à perdre
le sommeil, le traitement alcalin est encore très
utile. En quelques jours, la nutrition se relève,
l'embonpoint et les forces augmentent. La bas-
cule est alors un bon moyen de vérifier l'utilité
du traitement.

On sait, en effet, que le diabète n'est pas grave
tant que l'embonpoint persiste ; le diabétique
gras n'a presque pas de complication à redouter :
il en est tout autrement lorsqu'il commence à
maigrir.

Lorsque l'amaigrissement apparaît il faut l'arrêter, sans cela la mort survient à brève échéance.
Mais il faut bien savoir que les alternatives d'embonpoint et de perte de poids sont fréquentes
dans le diabète ; elles suivent et indiquent les
phases de la maladie. Le médecin doit travailler
à combattre l'amaigrissement ; lorsqu'il a de la
tendance à se montrer, il indique que l'organisme
commence à fléchir : le traitement de Vichy est
alors très utile, mais il peut être insuffisant.

Lorsque le diabète est lié à la diathèse goutteuse le traitement de Vichy lui convient parfaitement.

Ce diabète est longtemps précédé de glycosurie intermittente, qui affecte des rapports intimes avec les attaques de goutte. Lorsqu'il est devenu définitif il marche d'une manière chronique comme le diabète idiopathique, mais de temps en temps surviennent des attaques de goutte, des coliques néphrétiques, hématuries ou pyélites. Ces manifestations sont moins fréquentes qu'avant l'apparition du diabète.

Il n'est pas rare de voir ce diabète guérir et être remplacé par une autre manifestation de la diathèse uricémique.

Dans le diabète à marche aiguë des adultes l'amaigrissement survient très promptement ; quoiqu'on fasse, la banqueroute vitale est fatale.

Dans trois observations de ce genre j'ai vu un arrêt manifeste de la maladie : diminution de la soif, de la polyurie, légère augmentation du poids, augmentation des forces ; mais, deux mois après la cure, malgré tous les efforts du médecin traitant, la maladie reprenait sa marche rapide et entraînait la mort moins de trois ans après son début.

L'eau de La Bourboule diminue l'urée : faut-il

espérer que le traitement de cette station serait
utile à ces malades qui sont azoturiques ? Il serait
peut-être imprudent de se prononcer, car
M. Danjoy cite des observations où il a vu
le chiffre de l'urée de vingt-quatre heures passer
de 25 à 13 gr. et de 22 à 10. Cela me paraît un
fait sérieux et inquiétant.

Albuminurie. — La présence de l'albumine
n'est pas une contre-indication au traitement de
Vichy. Sous l'influence de cette médication, tantôt
elle disparaît, tantôt elle diminue ou reste stationnaire. On devra en tenir compte cependant
dans la direction du traitement et éviter tout ce
qui pourrait congestionner les reins.

La *tuberculose pulmonaire* survient fréquemment dans le cours du diabète.

J'ai dû soumettre au traitement de Vichy un
malade chez lequel l'auscultation et la vue du
bacille droit de Koch dans les crachats ne lais-
saient pas de doute sur l'existence de la tuberculose. Amaigrissement considérable, grande
faiblesse, *digestion très défectueuse.*

A la suite de la cure, augmentation du poids,
des forces, disparition de l'essoufflement. Le
malade a quitté Vichy transformé, quoique toujours diabétique et tuberculeux. Dans ces cas,
la source de *Lardy*, arsénicale et ferrugineuse,

rend de grands services. Cependant il ne faudrait
pas compter obtenir toujours des résultats aussi
bons que celui que je viens de citer. Lorsque les
lésions pulmonaires sont trop avancées il vaut
mieux s'abstenir.

A ce sujet, qu'il me soit permis de rappeler
que c'est moins le degré que l'étendue de la lésion
qui indique la gravité réelle de la maladie. Une
caverne dans un sommet avec le reste du poumon
sain est moins grave que des râles humides très
étendus et persistants.

Anthrax, phlegmon. — Lorsque le malade est
à Vichy et qu'il survient une de ces complications, il pourra retirer des alcalins un bénéfice ;
mais lorsqu'il est éloigné, il est prudent de le
garder chez lui, de le soigner et de ne pas l'exposer aux fatigues d'un voyage qui peuvent préci-
piter sa fin.

Complications cérébrales. — Il arrive assez
souvent que des diabétiques en apparence assez
bien portants deviennent hémiplégiques sous l'influence de complications cérébrales (hémor-
rhagie, ramollissement). Ces lésions sont précisément sous la dépendance de l'empoisonnement
du sang par la glycose ; les vaisseaux mal nourris
se rompent ou s'obstruent ; le meilleur moyen
d'arrêter la marche progressive de ces complica-

tions, de les amender, de les guérir, est donc de
faire disparaître la glycosurie.

C'est pour cette raison que la cure de Vichy
est indiquée dans ces circonstances; sous son influence la quantité de sucre diminue rapidement
dans les urines et par suite dans le sang; l'hé-
morrhagie ou le ramollissement cérébral cessent
de faire des progrès et s'améliorent peu à peu.
Lorsque les diabétiques sont atteints de complications cérébrales assez légères pour leur permettre de faire le voyage sans danger on les
enverra à Vichy; ils y trouveront presque toujours une amélioration importante.

Je connais des diabétiques qui se soignent
depuis vingt - cinq ans : chaque année ils
reviennent à Vichy, s'en vont ragaillardis,
prennent quelques bouteilles d'eau chez eux,
suivent plus ou moins leur régime et parviennent
à maintenir leur affection dans des limites compatibles avec une existence satisfaisante.

Il est bon de rappeler que le diabète est une
des maladies où l'usage des eaux de Vichy exige
le plus de direction sous peine d'accidents fâcheux
immédiats ou consécutifs. La maladie et les
années modifient le tempérament, et tel traitement qui avait donné des résultats excellents les
années précédentes, produirait des effets incom-
plets ou fâcheux.

DIABÈTE. — TABLEAU D. — SUCRE.

AGE	EXAMEN Arrivée, départ	SUCRE PAR 24 HEURES	AGE	EXAMEN Arrivée, départ	SUCRE PAR 24 HEURES
50 ans	12 mai / 8 juin	36 gr. / 4 gr.	43 ans	1er juillet / 20 juillet	11 gr. par litre. / 0
40 ans	23 mai / 12 juin	90 gr. Albumine 1 gr. / 5 gr. Albumine traces	60 ans	13 juillet / 25 juillet	8 gr. 0,38 / 0 gr. 80
50 ans	8 juillet / 29 juillet	50 gr. / 4 gr.	44 ans	6 juillet / 20 juillet	60 gr. / 15 gr.
50 ans	19 juillet / 14 août	3 gr. / 0	62 ans	11 juillet / 2 août	10 gr. 57 / 0. Albumine en moindre quantité
42 ans	22 juillet / 9 août	166 gr. / 90 gr.	48 ans	27 juillet / 18 août	16 gr. 409 / 0
50 ans	17 août / 23 août	170 gr. / 125 gr.	42 ans	1er août / 16 août / 30 août	223 gr. / 33 gr 406 / 40 gr. 51
42 ans	21 août / 9 septembre	4 gr. / 0	70 ans	2 septembre / 20 septembre	70 gr. / 6 gr.
65 ans	1er septembre / 29 septembre	129 gr. 80 / 50 gr.	55 ans	17 août / 6 septembre	3 gr. / 0
63 ans	1er juin / 19 juin	40 gr. 38 / 12 gr.	67 ans	6 septembre / 25 octobre	0 gr. / 1 gr. 0,3
68 ans	1er juin / 28 juin	190 gr. / 50 gr.	65 ans	15 mai 88 / 11 juin	225 gr. / 15 gr.
65 ans	19 juin / 9 juillet	4 gr. / 0 gr.	40 ans	20 mai 88 / 15 juin	75 gr. / 0
60 ans	23 juin / 15 juillet	45 gr. 90 / 8 gr. Albumine 0			
57 ans	1er juillet / 15 juillet	45 gr. 177 / 8 gr.			

Maladies des Voies urinaires

Vichy a joui pendant] de longues années du
monopole des maladies des voies urinaires. Des
stations minérales nouvelles se sont installées et
ont détourné à leur profit un certain nombre de
ces malades. Malgré cela il en vient encore beaucoup à Vichy ; leur nombre ne fera qu'augmenter
au fur et à mesure que les préventions dont on
a entouré Vichy à dessein disparaîtront devant
une connaissance plus exacte des résultats.
On a décrié les effets de la source des *Célestins*;
mais combien de malades lui doivent la vie ? A
Contrexéville même, un de ses médecins les plus
expérimentés, Brongniart, nous a appris qu'on y
voyait des indigestions d'eau si violentes qu'elles
simulent une véritable intoxication. Faut-il
proscrire Contrexéville ? Non, il faut savoir les
cas qui conviennent à Vichy, à Contrexéville,
Vittel, Evian, La Preste, etc.

Cystite chronique ou Catarrhe vésical

Lorsque le catarrhe vésical est la conséquence
d'un rétrécissement uréthral, d'une hypertrophie
de la prostate, il ne faut pas envoyer le malade à

Vichy, il faut dilater ou opérer le rétrécis, sonder régulièrement le prostatique et le catarrhe disparaitra de lui-même.

Dans les altérations du cerveau et surtout de la moelle, il est très fréquent d'observer du catarrhe vésical ; le traitement de Vichy n'a rien à y faire.

Il en est de même dans deux autres circonstances: catarrhe dû à une pierre vésicale, catarrhe dû à une tumeur vésicale.

Les seuls catarrhes justiciables de la cure de Vichy sont donc ceux qui sont consécutifs à la présence d'une pierre (qu'on a enlevée), ceux qui succèdent à la blennorrhagie.

Toutes les fois qu'on ne sera pas certain que la cystite chronique tient seulement à ces deux causes, il faudra sonder le malade avant de l'envoyer à Vichy. Le traitement thermal ne sert de rien au calculeux; il l'expose à l'augmentation de ses douleurs pendant le traitement, à des complications sérieuses du côté des reins et de la vessie, enfin il rend l'intervention chirurgicale plus grave.

Lorsque la cystite chronique est consécutive à des inflammations blennorrhagiques répétées, à une pierre vésicale opérée, le traitement de Vichy peut rendre de très grands services. En général nos sources froides, plus diurétiques, sont indiquées de préférence aux sources chaudes ; dans le cas où il y a un peu d'acuité, l'eau chaude réussit mieux. Sous l'influence du traitement, les envies d'uriner pendant le jour et même pendant la nuit deviennent moins fréquentes, moins pressantes. La douleur qui accompagne fréquemment la fin de la miction s'apaise peu à peu et disparaît. Les urines deviennent plus claires, moins chargées de mucosités, de pus, de sang ; elles perdent leur odeur forte ; le sommeil, l'appétit, les forces renaissent. Le traitement, en un mot, peut amener un soulagement dont les malades sont toujours profondément reconnaissants.

La docilité du malade dans cette affection est toujours parfaite, et c'est heureux, car il faut beaucoup de ménagements, de soins, pour obtenir un résultat favorable. Malgré tout, chez les sujets irritables, la cure peut échouer ; le traitement de Contrexéville qui consiste à prendre de grandes quantités d'eau est lui même contre-indiqué, des eaux très faibles peuvent alors être utiles : La Preste, Evian.

Gravelle urinaire: coliques néphrétiques

La gravelle urique consiste dans la présence de petits cristaux d'acide urique dans l'urine. Tantôt cette gravelle se manifeste par un dépôt de cristaux microscopiques d'acide urique, tantôt par du petit sable, tantôt par de véritables graviers. Lorsque ces graviers séjournent dans la vessie ils grossissent constamment par l'apport de nouvelles quantités d'acide urique et finissent par former des calculs, dont les dimensions sont assez grandes, pour qu'on ne puisse les extraire que par l'opération de la taille ou de la lithotricie.

Entre la gravelle qui se traduit par un dépôt abondant de sable urinaire dans le vase et le calcul de la vessie, il y a donc des degrés que la marche progressive de la maladie pourra franchir, et qu'elle franchit trop souvent.

La caractéristique de la gravelle urinaire c'est un excès de formation ou un défaut de solubilité de l'acide urique.

Quelles sont donc les indications thérapeutiques qui peuvent diminuer la formation de l'acide urique ou en faciliter la dissolution? Pour le diminuer, il faut restreindre les quantités habituelles de viande dans le régime alimentaire ; il faut faire prédominer les aliments herbacés, les fruits, vivre au grand air el mener une vie active. Mais ces moyens sont, trop souvent, insuffisants; c'est alors que l'eau de Vichy est indiquée. Elle empêche les dépôts d'acide urique de se former. L'acide urique qui a la propriété de se dissoudre dans les alcalis, décompose le bicarbonate de soude, s'empare de son alcali pour former un urate de soude plus soluble, se dissout dans l'urine et est ensuite expulsé avec elle.

En outre, les qualités de l'urine étant modifiées, celle-ci peut dissoudre le mucus, qui relie de petits graviers entre eux, et permettre ainsi leur sortie par les voies naturelles alors que sans cela, il eut fallu recourir à l'opération. Il ne faut pas croire qu'un calcul peut être dissout dans les reins ou la vessie par les eaux de Vichy.

Toutes les fois qu'un malade est atteint d'un calcul, il faut l'enlever, les eaux minérales sont formellement contre-indiquées ; l'excitation inséparable du traitement le plus prudent, le mieux conduit, ne peut que rendre l'opération plus grave. Lorsque le malade aura été débarrassé de sa pierre, qu'il vienne à Vichy, qui le débarrassera des produits muqueux ou purulents qui encombrent sa vessie, des débris de calcul qui auraient pu y rester à la suite de la lithotritie ; mais

avant le traitement thermal il faut qu'il soit débarrassé de sa pierre.

Le graveleux n'est pas un malade, tant que
ses concrétions peuvent sortir facilement. Parfois
même il rend des graviers pendant longtemps
sans altération sensible de la santé générale. Dans
ces cas, si favorables, on ne peut jamais être certain qu'il n'y aura pas d'accidents futurs ; il faut
donc traiter ces gravelles, quelques bénignes
qu'elles paraissent. L'eau de Vichy les guérit très
rapidement, mais les malades retombent dans
leurs mauvaises conditions d'alimentation trop
riche, de vie trop sédentaire et au bout d'un temps
variable, ils refont des graviers et sont obligés de
revenir à Vichy. Plus d'un malade auquel je fai-
sais envisager une guérison certaine et durable, à
condition de modifier son genre de vie et d'alimentation, m'a répondu gaiement qu'il préférait
ne pas se gêner et venir tous les ans à Vichy. On
comprend dès lors combien un état diathésique
si ancien, si enraciné, entretenu par une hygiène
défectueuse, soit difficile à guérir par un traitement minéral aussi court, aussi morcelé.

La caractéristique de l'eau de Vichy est son
action profonde sur la nutrition, sur la vie cellulaire, action qui se continue longtemps après
qu'on a cessé son usage, parce que l'activité cellu-

laire a été changée; aussi est-elle regardée par tous les médecins comme étant le type de l'eau minérale jouissant de propriétés diathésiques.

Ce sont ces propriétés qui l'indiquent dans la gravelle urique, oxalique, qui résultent d'une anomalie des métamorphoses organiques. L'eau des *Célestins* exerce une stimulation très marquée sur tout l'appareil urinaire ; cette source est donc indiquée dans les maladies de cet appareil. Mais précisément en raison de ses qualités, elle doit être proscrite dans ces affections, lorsqu'elles s'accompagnent de congestion, inflammation, douleur. C'est alors que les eaux chaudes, qui restent davantage dans l'économie, qui modifient plus fortement l'activité cellulaire, qui poussent moins aux urines sont indiquées et rendent des services signalés.

Les premiers jours du traitement des graveleux à Vichy sont signalés par l'expulsion d'une quantité de sable, encore plus grande qu'à l'ordinaire ; mais, peu après, ces dépôts diminuent, disparaissent, les urines deviennent limpides ; on ne trouve plus d'acide urique dans l'urine.

Coliques néphrétiques. — Les coliques néphrétiques sont l'accident ordinaire de la gravelle : un gravier trop volumineux pour traverser les voies

urinaires s'y engage, les déchire, détermine alors
des douleurs épouvantables et des hématuries.

Mais la maladie n'est qu'un accident de la gravelle ; en dehors *des accès qui réclament une
médication à part*, le traitement des coliques
néphrétiques est donc le même que celui de la
gravelle.

L'eau de Vichy stimule les voies urinaires et
chasse les calculs déposés dans le bassinet.

Lorsque le malade n'a pas eu de coliques dans
les dix premiers jours, en général il n'en a pas,
et le malade fait sa cure sans incident. Sous l'influence de l'eau de Vichy, les coliques néphrétiques s'éloignent, diminuent d'intensité, de
durée, et finissent par disparaître.

Dans toutes les affections chroniques des voies
urinaires, telles que lithiase urinaire, gravelle,
calculs vésicaux, cystite chronique, les reins
finissent par s'irriter, par s'enflammer; à un
moment donné, leur lésion domine la scène par
son importance. Cela est tellement vrai qu'il
arrive souvent que les malades débarrassés très
heureusement d'une pierre vésicale par la lithotritie, ou même la taille, finissent après quelques
mois d'une vie traversée par des accès fébriles,
par succomber à une cachexie véritable ou à la
mort par urémie. Le médecin qui envoie ces ma-

lades à Vichy, le médecin consultant qui les traite, ne doivent pas oublier cette complication presque constante : l'un pour ne pas compter sur une guérison absolue et l'autre pour éviter tout ce qui pourrait congestionner les reins. Parfois même, lorsque la pyélo-néphrite est trop avancée, le traitement thermal doit être ajourné : en tous cas, il ne sera jamais entrepris qu'un ou deux mois après l'opération.

Lorsque le rein d'un graveleux est congestionné, lorsqu'il est sensible, c'est-à-dire lorsque la moindre cause, telle que léger refroidissement, marche légère, promenade en voiture, médicament excitant, développent de la douleur, des coliques néphrétiques, la médication de Vichy est contre-indiquée.

Donc les coliques néphrétiques très fréquentes, l'existence de néphrite graveleuse, contre-indiquent l'eau de Vichy.

Dans ces circonstances les eaux de Vittel, de Contrexéville, d'Evian, pourront rendre des services réels ; mais il faut bien se rappeler que si la gravelle peut être améliorée par ces eaux, elle ne saurait être guérie. Les médications de ces thermes ne sauraient, comme celles de Vichy, modifier l'organisme et faire disparaître l'uricémie, cause de la gravelle.

Goutte

La goutte est une affection qui retire les plus grands bienfaits du traitement de Vichy : si elle ne la guérit pas elle l'amende d'une manière évidente.

Presque tous les médecins du siècle dernier ont cherché le moyen de guérir la goutte. Pour atteindre ce résultat on a eu recours aux médications les plus variées : les unes pour prévenir les attaques, les autres pour les combattre.

Dans ce double but les antiphlogistiques, purgatifs, diurétiques, sudorifiques, les médicaments dits spécifiques les plus étranges ont été employés.

L'application souvent empirique de tous ces moyens donna fréquemment de mauvais résultats: il se fit un changement dans les idées. Sydenham déclare que le traitement pharmaceutique n'existe pas et que le médecin n'y peut rien. Cullen partage ses idées : pour combattre la goutte on ne doit avoir recours qu'au traitement hygiénique.

Aujourd'hui au contraire, la plupart des médecins sont d'avis que le traitement médical de la goutte est capital; mais ce qu'on doit viser, c'est moins l'attaque que la diathèse.

« Si vous voulez être utile aux goutteux, il faut
que vous soyiez persuadé et que vous arriviez à les
persuader que le seul traitement utile est le traitement de la diathèse », dit Bouchard.

Quels sont donc les moyens de traiter le plus
efficacement la goutte? ce sont l'hygiène, l'alimentation azotée modérée, la vie active, le traitement thermal de Vichy.

Patissier, chargé par l'Académie de Médecine,
s'exprime ainsi dans son *Rapport sur l'emploi
des eaux minérales de Vichy dans le traitement de
la goutte* :

« Je croyais autrefois, et j'ai même écrit il
y a plus de vingt ans, que les eaux de Vichy ne
convenaient pas dans le traitement de la goutte.

« Aujourd'hui, éclairé par les nombreux faits
cliniques que M. Petit a recueillis et que j'ai véri-
fiés, je n'hésite pas à déclarer que, issu d'un père
qui a succombé à la goutte et ayant un frère
goutteux qui s'est très bien trouvé des eaux de
Vichy, je m'empresserai d'avoir recours à ce
moyen curatif si cette maladie héréditaire vient
me saisir.

« Les probabilités du succès qu'offrent les eaux
de Vichy et les boissons alcalines dans le traitement de la goutte articulaire, ont été fixées sur un
nombre assez grand d'observations. A la vérité,

cet agent thérapeutique ne réussit pas toujours également bien, même dans des cas en apparence semblables ; on ne doit pas en espérer des effets tellement constants, qu'ils ne souffrent exception, avantage que ne présentent même pas les remèdes dits spécifiques; néanmoins les eaux de Vichy, non seulement peuvent être avantageusement employées contre la goutte articulaire, mais même elles doivent être préférées par la facilité de leur administration et leur peu d'inconvénients, aux autres remèdes arthritiques. »

Le rapport soulevé, par les polémiques de Petit et de Prunelle eut un retentissement immense, parce qu'il est l'expression de la vérité.

Sans doute la plupart des médecins ne partagent pas l'opinion de Petit sur la goutte ; ils savent qu'à côté de l'acide urique, il y a autre chose dans la goutte ; la disposition spéciale de l'acide urique à ne pas dissoudre et un état particulier de l'organisme. Mais ils savent aussi que le traitement de Vichy est le plus actif pour combattre et la diathèse et l'uricémie. « Les alcalins constituent pour nous le traitement par excellence de la diathèse goutteuse et, par conséquent, le traitement préventif de la goutte articulaire et viscérale ; employées en temps opportun ils sont non seulement sans danger, mais encore ils sont d'une utilité actuellement hors de tout conteste. (1)

Pour permettre à tout médecin de saisir en un moment l'utilité des eaux de Vichy il suffit d'examiner le tableau suivant dû à Cl. Petit, où il démontre que sous l'influence des eaux de Vichy les manifestations articulaires ont cessé de se produire depuis plusieurs années, et cela sans préjudice aucun pour les malades.

Observations	Date de la Goutte avant l'emploi des eaux de Vichy	Epoque de la cessation de la Goutte depuis l'usage des eaux de Vichy
1	12 ans	6 ans
2	30 »	5 »
3	5 »	4 »
4	19 »	4 »
5	10 »	4 »
6	8 »	3 »
7	4 »	2 »
8	12 »	3 »
9	5 »	3 »
10	6 »	4 »
11	22 »	3 »
12	4 »	4 »
13	4 »	2 »
14	10 »	2 »
15	5 »	2 »
16	9 »	3 »
17	20 »	2 »
18	8 »	2 »
19	18 »	2 »

(1) LECORCHÉ. *Traité de la Goutte*, p. 359.

Le traitement de Vichy est donc très utile dans la goutte ; grâce à lui on peut prévenir les manifestations articulaires ou viscérales. Ces eaux renferment non seulement du bicarbonate de soude mais encore des bicarbonates de potasse, de magnésie, de lithine, aussi elles agissent plus puissamment qu'aucun remède pharmaceutique. Elles alcalisent davantage le sang et rendent les urines alcalines : ainsi elles s'opposent à l'empoisonnement par l'acide urique. Tant que cet acide rencontre dans le sang assez de bases pour y exister à l'état neutre il est inoffensif; on est alors à l'abri de toute attaque de goutte. En outre, cette alcalisation plus grande du sang facilite l'élimination de l'acide urique. Lorsqu'il est en trop grande quantité dans le sang, l'acide urique existe à l'état de biurate de soude, lequel ne se prête pas à l'endosmose rénale. Les bicarbonates alcalins de l'eau de Vichy le transforment en urate simple qui filtre facilement à travers le rein au lieu de se déposer dans les organes.

Les goutteux forts, vigoureux, supportent l'eau de Vichy d'une manière étonnante. Petit commençait par cinq verres et atteignait quinze verres et plus par jour. Ces doses d'eau sont inutiles : il faut absorber une quantité d'eau suffisante pour modifier l'économie, mais il est inutile de surcharger le sang d'alcalins et de forcer les reins à

une élimination qui seule prévient l'empoisonnement de l'économie. Sans doute, grâce à cette
élimination incessante, il n'y a pas de danger à
aller un peu loin, cependant il est bon d'y appor-
ter des limites. Mes malades m'ont paru très largement traités avec six verres de 240 grammes
chacun ; quelques-uns de stature et de poids
exceptionnels ont dépassé ce nombre, mais cela
ne saurait prévaloir contre la règle générale.

Les eaux de Vichy réussissent et donnent d'excellents résultats chez tous les goutteux qui ont
des troubles gastro-intestinaux, du catarrhe gastrique avec production exagérée d'acide, chez
ceux qui ont le foie gros ou qui sont sujets à des
congestions aigues de cet organe.

MM. Jaccoud et Labadie-Lagrave, dans leur sa-
vant article du dictionnaire pratique, admettent
que ces eaux sont surtout actives contre la diathèse goutteuse pour prévenir les attaques chez
ceux qui y sont voués.

Dans la goutte acquise elles donnent les
résultats encore plus rapides ; la vitalité des
cellules déviées de l'état normal par quelques
années d'une vie trop sédentaire, d'une alimentation trop riche se modifie plus facilement que
dans le cas où des générations nombreuses ont
pratiqué ces conditions mauvaises.

Les eaux de Vichy paraissent également effi-
caces quelque soit l'âge et le sexe des malades ;
mais elles sont surtout favorables dans la goutte
aiguë régulière.

Si l'on n'a pas soin d'administrer ces eaux à une
époque assez éloignée d'une crise aiguë, elles
peuvent la ramener. Petit faisait continuer le
traitement pendant que les douleurs étaient à
leur maximum d'intensité, pourvu qu'il n'y eut
que des manifestations articulaires. L'examen du
sang pendant les accès montre qu'il y a moins
d'acide urique que dans l'intervalle ; c'est donc
un moment défavorable pour le traitement thermal, il vaut mieux le suspendre et attendre qu'on
ait calmé tous les phénomènes douloureux.

Lorsque la goutte tend à passer à l'état chronique, elle se manifeste par des douleurs fréquentes, persistantes, pas bien fortes, mais suffisantes
pour ne permettre la marche que soutenu par
une canne et encore en se traînant. Les jointures
des pieds sont œdématiées, entourées de tophus,
déformées de la manière la plus bizarre, la plus
irrégulière. Les muscles s'atrophient soit par suite
de l'inaction, soit surtout par suite des altérations
articulaires ; l'impotence augmente chaque jour.

Il est des goutteux, encore forts, dont tous les
viscères ont conservé une vigueur très grande

mais qui sont presque cloués par les déformations
de leurs pieds. Chez ces malades il faut donner
des doses élevées d'eau minérale, tout en sur-
veillant avec grand soin les effets de la cure.
Si l'organisme est débilité, il faut être plus
modéré dans la quantité d'eau.

Chez tous ces malades, le massage et parfois
l'électrisation sont les compléments obligés de
la cure.

Les tophus peuvent-ils disparaître sous l'influence de la médication de Vichy? Petit en a vu
disparaître quelques-uns sans qu'il se soit produit
d'inflammation : mais qu'ils siègent dans les
oreilles ou autour des articulations des pieds ou
des mains, en général ils persistent. Parfois ils
s'enflamment, s'absédent et s'éliminent plus ou
moins complètement. Pour ma part j'en ai vu
souvent rester stationnaires, ne plus faire de
progrès pendant des années, sous l'influence du
traitement de Vichy.

Goutte viscérale : La goutte ne se contente pas
de toucher aux articulations, tantôt elle se manifeste sur les viscères sous forme de phénomènes aigus, tantôt elle détermine leur transformation calcaire par l'action de l'acide urique.

Estomac : Il est fréquent d'observer un catarrhe
de l'estomac d'abord intense, qui augmente

7

lentement, s'accompagne d'irritation intermittente, et finit par entraîner une atomie suffisante des parois musculaires de l'estomac pour engendrer tous les signes de la *dilatation de cet organe*. Pendant de longues années ce catarrhe chronique peut constituer la première et la seule manifestation de la goutte. La prédominence excessive de gaz est la caractéristique de ce catarrhe. Les digestions sont lentes, l'épigastre gonflé, tendu, après le repas survient de l'oppression, de l'étouffement, des palpitations, un état de malaise qui rend tout travail impossible, des éructations abondantes finissent par soulager un peu.

En dehors de toute attaque on trouve parfois des tophus dans l'oreille qui permettent d'établir la nature de ce catarrhe.

Parfois le malade a des crises de gastralgie. Les eaux de Vichy conviennent parfaitement dans toutes ces circonstances et ce sont les sources chaudes qui doivent être employées à l'exclusion des sources froides.

On trouve encore du côté de l'intestin des coliques avec flatulence, de la diarrhée, de la constipation, tous phénomènes qui se modifient favorablement sous l'influence du traitement de Vichy.

Nous avons vu, en parlant du foie, que les

phénomènes goutteux de cet organe sont justiciables de Vichy.

Il en est de même des manifestations *superficielles* de la goutte du côté des reins, de la vessie ou de l'urèthre. Les sources ferrugineuses, et en particulier la Source Lardy, ferrugineuse et arsénicale, trouvent une large indication dans tous ces cas, les malades sont le plus souvent débilités, et cette eau les remonte avantageusement par ses principes fortifiants, en même temps que ses principes alcalins, combattent l'élément goutteux.

Sous l'influence de la goutte, le cœur et les artères se transforment et sont atteints d'artériosclérose. Les valvules ortiques, l'aorte deviennent malades. L'angine de poitrine peut en être la conséquence, elle peut aussi être due à une simple congestion goutteuse ; on la voit alors disparaître en même temps que se développe un accès de goutte articulaire. La goutte peut également toucher le cerveau soit par accès et congestion, soit par l'athérome et le ramollissement.

Les eaux de Vichy ne doivent pas être employées dans les cas de myocardite et de dégénérescence graisseuse du cœur, de congestion goutteuse du cerveau, ni dans le ramollissement cérébral.

Chez les goutteux asthmatiques, l'opportunité
du traitement est encore discutée : certains
malades en retirent une amélioration notable ;
d'autres voient leurs accès de suffocation augmenter. En présence de l'asthme goutteux, on doit
savoir que l'insuccès du traitement de Vichy est
fréquent, et qu'il ne faut pas donner trop
d'espérance au malade.

Les goutteux à Vichy boivent de l'eau minérale,
prennent des bains minéraux ; ils sont soumis
au massage, à l'électrisation, lorsque l'état de
leurs articulations, de leurs muscles le demande.
On a discuté avec trop de passion l'utilité des
bains chez les goutteux pour avoir dit juste. J'ai
observé nombre de goutteux qui se trouvaient
bien des bains alcalins de Vichy : je fais donc
baigner les goutteux, mais à condition qu'ils
soient indemnes de toute manifestation articulaire
et qu'ils n'aient pas une intolérance individuelle
pour la balnéation. Cette intolérance n'est pas
rare chez les goutteux. Quant à savoir si un
goutteux n'est pas en imminence d'un accès de
goutte, cela est possible par un examen minu-
tieux. Il faut donc prendre l'observation du
malade dans ce but, ce sont les époques accou-
tumées, la fréquence des accès, la susceptilité du
malade à leur égard qui permettent de trancher
cette question.

Dans la goutte aiguë, il faut venir à Vichy d'abord tous les ans, puis tous les deux ans ; grâce à ce traitement on pourra éviter les complications graves de la diathèse. Dans la goutte chronique, il faut faire la cure thermale tous les ans. Dans l'intervalle des cures, il faut que le malade boive de l'eau de Vichy de temps en temps suivant les indications médicales.

Albuminurie

L'albuminurie est un phénomène très fréquent dans les maladies infectieuses : scarlatine, fièvre typhoïde, dyphtérie, angines, pneumonie grave, etc. Elle se montre aussi très souvent à la suite de refroidissements qui ont retenti sur la circulation du rein (Robin).

En dehors de ces albuminuries aiguës, on trouve très souvent à l'état chronique la présence de l'albumine dans les urines. Cette albuminurie chronique tient soit à une altération de l'albumine du sang, altération qui lui permet de filtrer à travers le rein, soit à une lésion du rein, bien souvent à ces deux causes. Il est probable que le rôle des micro-organismes dans la production de ces albuminuries est considérable. Quoi qu'il en soit, étant donné une albuminurie chronique, quels sont les cas où il faut recourir au traitement de Vichy, quels sont ceux où il faut s'en abstenir ? Le traitement de Vichy donne de bons résultats dans tous les cas d'albuminurie qui ne semblent relever que d'un vice de nutrition ou d'assimilation sans lésion des reins. Les malades pâles, affaiblis, amaigris, dyspeptiques, fatigués, énervés, facilement essoufflés, recouvrent l'appétit, digèrent mieux, dorment, reprennent des forces et du teint pendant que l'albuminurie, toujours légère, disparaît.

Lorsqu'il y a lésion rénale, le traitement convient encore si le mal est au début, la lésion légère, l'albuminurie peu considérable. « La médication alcaline, dit M. Lecorché, suffit parfois pour s'opposer à l'évolution de la néphrite parenchymateuse, qui s'arrête alors à sa première période. Ces résultats heureux s'annoncent par la cessation des douleurs lombaires, par la disparition de l'albumine de l'urine et par le retour de ce liquide à l'état normal. On constate en même temps, chez le malade, la réapparition des forces. »

S'il est possible de guérir la néphrite à son début, il est encore bien plus facile d'obtenir la guérison de cette sorte de faiblesse particulière

des reins, qui les rend sujets aux congestions
aiguës suivies d'albuminurie et parfois d'héma-
turie.

La néphrite interstitielle retire un avantage
marqué de l'eau de Vichy si on l'emploie lorsque
le rein et le cœur ne sont pas encore trop malades.
Chez la plupart des albuminuriques, il faudra
procéder au traitement avec beaucoup de précautions : on doit les surveiller de près, examiner les
urines souvent pour éviter de congestionner les
reins et d'avancer la maladie au lieu de la retar-
der. L'eau des *Célestins* a des propriétés diurétiques très marquées, mais elle congestionne
facilement les reins ; on devra y recourir très
modérément : le plus souvent on se trouvera bien
d'avoir recours aux autres sources qui sont
chaudes et ne congestionnent pas l'appareil
urinaire.

L'albuminurie qui accompagne le diabète, celle
qui survient parfois dans l'ictère suite de lithiase
biliaire se modifie bien par le traitement de
Vichy en même temps que l'affection dont elle
dérive.

Gubler avait soin de remarquer que l'hydrothérapie fréquemment associée à l'eau de Vichy,
pouvait congestionner le rein. Toutes les fois
que la douche froide augmente la quantité

d'albumine, il faut la proscrire. Dans le cas contraire on peut poursuivre le traitement hydrothérapique, mais en ayant soin d'observer attentivement les effets de ce traitement et d'en atténuer l'action répercussive par la douche chaude, préalable si besoin est. M. Moutard-Martin va plus loin : il proscrit absolument l'hydrothérapie toutes les fois qu'il existe une tendance à la congestion du côté des reins.

Maladies utérines

Les eaux de Vichy conviennent surtout dans les métrites avec congestion considérable ; elles réussissent lorsqu'il y a une tuméfaction plus ou moins grande du col et du corps de la matrice. Lorsque les annexes de cet organe sont gros, congestionnés, en un mot engorgés, elles donnent de bons résultats.

A Vichy, il n'est pas rare d'avoir à traiter des malades chez lesquels les applications locales contre les granulations, les érosions, les ulcérations du col ont échoué. Elles suivent la cure alcaline et ces moyens, auparavant inefficaces, donnent de bons résultats.

La médication améliore l'estomac et l'intestin

et fait disparaître la dyspepsie, compagne habituelle de ces affections.

On doit employer l'eau à l'intérieur, les bains prolongés, irrigations vaginales, mais sans percussions, les douches ascendantes, rectales et les douches lombaires chaudes. Il ne faut pas de manœuvres hydrothérapiques violentes.

Je ne me suis jamais servi de la douche utérine ; si je croyais devoir y recourir, je l'administrerais moi-même ; ce moyen dangereux doit être l'objet de soins excessifs.

Les malades atteints de métrite chronique ne doivent être envoyés à Vichy, que lorsque l'état inflammatoire a franchement disparu.

Les corps fibreux et polypes de l'utérus se trouvent excessivement bien du traitement de Vichy. Ordinairement, dès les premiers jours du traitement, la sensibilité dans le bas-ventre diminue, les poussées congestives s'espacent, disparaissent, si bien que souvent, par le seul fait du traitement, des femmes qui perdaient abondamment, voient leurs pertes s'arrêter. Les phénomènes de dyspepsie gastralgique, si fréquents dans cette affection, sont heureusement amendés pour permettre une véritable transformation de l'économie.

Les contre-indications du traitement thermal

se tirent de l'état aigu et douloureux des affections utérines. Il ne faut pas y recourir tant que la maladie est à la période aiguë. Il faut encore y renoncer lorsqu'elle s'accompagne d'une irritabilité particulière, soit générale, soit de l'appareil utérin. La préexistence de névralgies de l'utérus ou de ses annexes est une contre-indication formelle.

Rhumatisme

Toutes les eaux minérales à haute thermalité conviennent au rhumatisme, Aix, Bourbon-l'Archambault, Chaudesaigues, Néris, Plombières, Bourbonne, Balaruc, Luchon, Barèges ou Amélie. On en a conclu que n'importe quelle balnéation à température élevée remplissait le même objet, et qu'il était inutile de recourir aux eaux minérales; c'est une erreur.

Vichy, grâce à son eau chaude (*Puits-Carré* 45°), conviendrait parfaitement. Au reste, Madame de Sévigné y est venue seulement pour soigner ses douleurs. Ses lettres, sur Vichy, nous montrent qu'elle en retira de grands avantages.

Actuellement, même chose pourrait se faire. Quelques baignoires, alimentées directement par le *Puits-Carré* (il donne 210,000 litres par 24 heures), permettraient de traiter les rhumatisants. Ils viennent à Vichy pour y soigner leur estomac, leur congestion du foie; ils seraient heureux de guérir, en même temps, leurs articulations et leurs muscles atrophiés. En dehors des bains chauds, des douches chaudes, il serait facile de faire profiter toute cette classe de malades des autres ressources dont la station de Vichy dispose largement, tel que massage, application d'électricité.

Les rhumatisants que j'ai eu à soigner à Vichy, y venaient pour guérir leurs accidents gastro-intestinaux ou hépatiques. Vichy est, et restera toujours, indiqué dans ces circonstances. Il pourrait le devenir dans les altérations rhumatismales des jointures, des muscles, des nerfs, à condition de former un personnel à ce traitement spécial, et de faire une installation qui permettrait l'utilisation de l'eau chaude.

Ces deux conditions remplies, on pourrait rendre d'immenses services à de malheureux rhumatisants peu fortunés, qui regrettent d'être obligés de se déplacer deux fois, pour soigner d'abord leurs troubles viscéraux, puis leurs altérations articulaires ou musculaires.

Les rhumatisants qui viennent à Vichy doivent être éloignés de leur attaque aiguë ; tant qu'il persiste de la douleur, ils doivent rester chez eux et attendre. Il en est de même des manifestations cardiaques, tant qu'il y a des signes d'endo ou de péricardite aiguë, il faut se garder de tout traitement thermal. Moyennant quelques précautions, la cure de Vichy est parfaitement supportée et n'expose à aucun accident chez les rhumatisants qui ont eu le cœur touché et dont les lésions sont compensées.

Chlorose et Anémie

La chlorose et l'anémie résultant d'un mauvais état des voies digestives sont justiciables de la cure de Vichy ; mais seulement dans ce cas. Bien que nous ayons des sources ferrugineuses et ararsénicales (*Mesdames*, *Lardy*), le traitement de la chlorose et de l'anémie d'une manière habituelle ne relève pas de nos eaux.

CONTRE - INDICATIONS

L'âge, l'anémie, les maladies du cœur sans dégénérescence du myocarde, *ne sont pas des contre-indications*; mais elles nécessitent plus de soin, de prudence, d'expérience, dans la direction de la cure.

(*a*) *L'âge*. — Les enfants et les gens âgés tolèrent parfaitement l'eau de Vichy. Leur usage ne présente pas plus de difficulté chez eux, qu'un traitement quelconque. Il suffit que le mode d'administration soit en rapport avec leur état général et leur maladie.

(*b*) *Anémie*. — Un grand nombre des malades qui viennent à Vichy, et qui en retirent les meilleurs effets, sont anémiques : ceux qui souffrent depuis longtemps de coliques hépatiques répétées, d'engorgements hépatiques ou spléniques, de digestions imparfaites par maladie de l'estomac ou entérite, de dysenterie des pays chauds, de pertes utérines, ou de fièvre intermittente. Les sources ferrugineuses et arsénicales sont seulement plus indiquées lorsqu'il existe de l'anémie.

(c) Les maladies du cœur sans dégénérescence du myocarde.

Pour que ces malades viennent à Vichy, ils doivent avoir une autre affection justiciable de la cure thermale. Celle-ci est bien supportée, et les tracés du cœur, pris avant et après la cure, témoignent que la guérison de la maladie concomitante (dyspepsie, lithiases, diabète, etc.), a entraîné une amélioration dans l'état du cœur. Mais ces malades doivent être l'objet de plus de soin, de plus de précautions que les autres ; en réalité la maladie de cœur, à l'époque de la compensation parfaite, n'est un danger que si elle passe ignorée du médecin traitant. Elle devient alors la cause de complications parfois mortelles.

1° *Toute maladie qui ne peut être ni améliorée, ni guérie, par l'eau de Vichy doit en faire proscrire l'usage ;* car le moindre de ses inconvénients serait une thérapeutique inutile. *Le siège d'une maladie sur un organe spécial ne suffit pas à indiquer la cure.* Ainsi les *altérations organiques* d'une manière générale contre-indiquent le traitement thermal de Vichy. Toutes les fois qu'il existe un *cancer* de l'estomac, du foie, de l'intestin il faut proscrire la cure minérale.

Dans les *kystes hydatiques* du foie, dans *l'hépatite suppurée*, la médication ne peut rien contre la maladie, il faut donc la défendre.

Dans le *calcul vésical*, non seulement le traitement thermal à Vichy ou ailleurs ne peut rien, mais encore il aggrave la situation. Il augmente la congestion des voies urinaires et par suite rend plus grave l'opération qui doit enlever le calcul.

Par contre, après l'opération, la cure est parfaitement indiquée, pour guérir ou améliorer les complications qu'il avait entraîné, pour prévenir la formation de nouveaux calculs.

2° *Une maladie coïncidant avec une autre maladie justiciable de l'eau de Vichy peut contre-indiquer le traitement thermal.*

(*a*) L'existence d'un *cancer* contre-indique la cure de Vichy.

Il est cependant des circonstances qui renversent cette proposition ; c'est le cas du cancer opérable sous condition d'amélioration d'une maladie justiciable de Vichy.

J'ai vu deux dames diabétiques, atteintes toutes les deux d'un cancer du sein. Le cancer était opérable, mais la quantité de sucre contenue dans les urines contre-indiquait, d'une manière absolue l'opération.

Dans un de ces cas, sous l'influence du traitement, la quantité de sucre émise dans les vingt-quatre heures tomba de 92 grammes à 6 grammes. La malade fut opérée et je l'ai revue l'an passé dans un état très satisfaisant.

Dans l'autre cas le sucre tomba de 320 grammes à 125 par jour; mais le chirurgien ne put ni ne voulut opérer, et la malade mourut un an après, tuée par son cancer.

3° La *tuberculose pulmonaire* contre-indique l'eau de Vichy.

Dans la tuberculose pulmonaire, au début, il arrive parfois que la dyspepsie est le grand obstacle à l'amélioration et devienne une indication de l'eau de Vichy. L'observation suivante fera mieux comprendre ma pensée.

« Mme C..., vingt-neuf ans. Nerveuse depuis quatre ans. Hémoptysie depuis un an, tousse, hémoptisie plus abondante, il y a six mois.

« Douleurs très vives au creux épigastrique; le bas des jambes enfle, même après une marche légère.

« A Vichy, le 8 juillet 1887, poids 46 kil. 300.
Inspiration saccadée au sommet droit en avant.
Exagération des vibrations vocales à ce niveau.
Amaigrissement extrême.

« 28 juillet, poids 48 kilos 300 (même vête-
ments qu'à l'arrivée). Les règles ordinairement
très douloureuses, viennent de se produire sans
douleurs, sans obliger la malade à se coucher.
Les forces sont beaucoup plus grandes. »
J'ai observé trois cas semblables.

Chez les diabétiques, la tuberculose pulmonaire
n'est une contre-indication des eaux de Vichy
que si elle gagne les deux poumons et si
elle les a atteint dans une grande étendue. J'ai
traité et amélioré très manifestement des diabétiques tuberculeux : le diabète s'efface, le terrain
devient plus fort et la lésion pulmonaire s'arrête
ou rétrograde.

4° Les *affections cérébrales* s'opposent au traitement de Vichy (hémorrhagies, ramollissement,
tumeurs, etc.).

Mais il y a plus, chez les malades dont les
collatéraux ou les ascendants ont été atteints
d'épilepsie, de névrose, d'aliénation mentale,
toutes les médications en général doivent être
surveillées avec plus de soin que d'habitude ;
pour celle de Vichy, en particulier, il faudra agir

avec une grande prudence, employer des doses
d'eau minérale modérées ; malgré ces soins, s'il
se produisait des signes de congestion céphalique,
il ne faudrait pas hésister à renoncer au traitement thermal.

Nous avons vu que chez certains diabétiques
qui ont des accidents cérébraux, hémorrhagies,
ramollissement, le meilleur moyen de les prévenir
est de combattre le diabète ; en conséquence, la
cure de Vichy, surveillée, est indiquée.

5° *L'ascite abondante* est une contre-indication
presque formelle du traitement de Vichy. Cependant, j'ai obtenu, et plusieurs de mes confrères
ont obtenu dans des cas de cirrhose atrophique
au début avec un peu d'ascite, des résultats sur-
prenants, parfaits. Je pense que dans ces cas il
s'agit, comme l'enseigne mon excellent maître,
M. le docteur Rendu, d'ascite due surtout à des
lésions de péritonite dont la guérison explique le
résultat de la cure. Malgré cela, lorsque l'ascite
existe, il y a peu de chances de guérison.

6° *Anasarque*. L'œdème généralisé est une
contre-indication absolue.

L'œdème autour des malléoles qui survient si
fréquemment dans les maladies mitrales même
bien compensées et dans l'albuminurie ne contre-
indique pas la cure de Vichy.

7° *Intolérance pour l'Eau de Vichy.* M. le docteur Constantin Paul s'est exprimé ainsi : « Je ne puis, en aucune façon, tolérer la moindre dose d'eau de Vichy, il en est de même des autres membres de ma famille. L'ingestion d'une quantité quelconque de ces eaux détermine immédiatement des vertiges insupportables et qui rendent impossible d'en continuer l'usage. Il semble que l'on puisse voir là un témoignage d'anémie cérébrale. Ce n'est pas l'effet du gaz carbonique, car les autres eaux gazeuses ne produisent pas les mêmes effets. »

Le cas de M. le docteur Constantin Paul est exceptionnel ; on ne saurait en donner une explication satisfaisante. Cette intolérance pour l'eau de Vichy s'observe beaucoup plus souvent pour l'eau transportée que pour l'eau prise à la source.

J'ai vu des malades qui ne peuvent en user chez eux, la supporter bien et en retirer de grands avantages en la buvant à la source.

Lorsque l'eau d'une source est mal tolérée, il est bien rare qu'on ne finisse pas par trouver une source qui soit bien supportée.

Mon excellent confrère et ami, M. le docteur Sénac, s'est trouvé une fois en présence d'une malade atteinte de lithiase-biliaire à crises très rapprochées, qui ne pouvait supporter l'ingestion

de la moindre dose d'eau minérale. Il fut obligé
de se contenter du traitement balnéaire ; malgré
cela, les crises s'espacèrent, s'affaiblirent et
finirent par disparaître. L'année suivante, la
tolérance pour l'eau de Vichy était suffisante et
la malade guérit.

8° La *grossesse* constitue un état particulier,
transitoire qui peut contre-indiquer la cure de
Vichy.

En raison de la fréquence de ces cas, nous
devons traiter ce point avec tous les détails
nécessaires.

Pour beaucoup de médecins, la coïncidence
d'une grossesse constitue une contre-indication
absolue à tout traitement thermal ; il y a là une
grande part d'erreur. Il est des femmes grosses
qui sont condamnées à rester pendant toute leur
grossesse étendues sur une chaise longue sous
peine d'avortement. Quelque soit l'indication d'un
traitement thermal, l'impossibilité d'un voyage
l'empêche. Beaucoup, au contraire, vont, viennent,
montent à cheval, font de longs parcours et
mènent leur grossesse à bien ; avec de pareils
antécédents, le médecin peut avoir confiance et
s'il existe une maladie qui indique Vichy, ne pas
hésiter à ordonner la cure.

Il faut cependant se préoccuper de l'époque de

la grossesse ; c'est principalement dans les premiers mois que l'excitation thermale est à redouter. Une grossesse commençante sera respectée jusqu'au troisième mois ; c'est le mois où les fausses couches sont les plus fréquentes.

Bien souvent les malades vont aux eaux plusieurs mois après la prescription de leur médecin ordinaire. Quelle conduite tenir dans le cas d'une femme exactement menstruée et dont les règles sont en retard ou ont manqué ? Le plus souvent il n'y a d'urgence que celle qu'à créé leur déplacement souvent considérable.

Dans les cas où les antécédents de la malade pendant d'autres grossesses ont été excellents, le médecin d'eau peut faire suivre une cure particulière ; mais, pour peu qu'il y ait eu des tendances à l'avortement pendant les grossesses antérieures, il devra s'abstenir de tout traitement. On publie rarement les avortements produits par le traitement thermal dans les cas de grossesse *méconnue à son début.*

Chez toute malade enceinte, la cure de Vichy sera très modérée. L'eau en boisson devra en faire à peu près exclusivement les frais, avec un ou deux bains par semaine. Pour le traitement local, douches, injections, irrigations, la contre-indication est formelle. On dit avoir appliqué le traitement balnéaire à toutes les époques de grossesse sans qu'il en soit jamais résulté de conséquences fâcheuses ; mais on n'a pas publié les avortements ainsi déterminés chez des femmes au début d'une grossesse méconnue.

Ainsi la possiblité d'un avortement, l'obligation qu'elle impose de réduire considérablement la cure pour en diminuer les risques constituent une contre-indication limitée, mais non absolue.

Il y a des circonstances comme la lithiase-biliaire où la gravité des accidents, le danger de la temporisation et les bons effets qu'a produit la médication thermale dans l'état de vacuité de l'utérus réclament, imposent un traitement thermal.

Toutes les fois qu'il s'agit de lithiase dont les coliques hépathiques ou néphrétiques peuvent compliquer la scène, la cure devra être conduite de manière à éviter ces coliques, car elles sont parfois par elles-mêmes des causes d'avortement. On devra donc administrer l'eau de Vichy à doses très modérées et recourir aux sources dont l'action est réputée la plus douce, la moins excitante.

Avant de terminer, rappelons qu'à côté des contre-indications que nous venons de passer en

revue, il en est une bien réelle, très fréquente,
c'est l'imprudence des malades abandonnés à
eux-mèmes, qui viennent aux eaux de leur propre
mouvement ou sur celui d'un ami qui s'en est
bien trouvé et leur persuade qu'ils ont la même
maladie.

Une médication aussi active que celle de Vichy
demande du savoir, de l'expérience et de la prudence : elle veut être réglée méthodiquement.
Or, un grand nombre de malades jugeant, d'après
la liberté absolue qu'ils ont de boire, se baigner
ou se faire doucher à Vichy, que cette médication
ne renferme ni difficultés, ni dangers, se l'appli-
quent d'eux-mèmes. Qu'on juge dans ces circonstance combien cette médication est faite d'une
manière absurde, inutile ou dangereuse. Il serait
impossible à un médecin de Vichy, après un seul
examen d'un malade, d'indiquer tout le traitement thermal, avec ses variations, suivant la
manière dont l'économie supportera les eaux,
suivant les modifications de l'état général, suivant les conditions variables de l'atmosphère ;
chacun est d'accord sur cela, chacun le voit,
chacun l'éprouve et l'on voudrait que des malades abandonnés à eux-mèmes ne fissent pas de
grandes imprudences ; chaque année, cette conduite illogique amène des résultats désastreux,
parfois mortels.

Epoque du Voyage

Il est des malades qui se présentent dans des conditions telles qu'on n'a pas le choix du moment du voyage ; c'est pour cela que l'Etablissement thermal de Vichy et les sources sont ouverts toute l'année.

En dehors de ces circonstances particulières que chaque médecin appréciera, il est certain que toutes choses égales d'ailleurs, il vaut mieux faire la cure de Vichy du 15 mai au 30 juin et du 15 août au 30 septembre.

Le voyage se fait par une température moins chaude ; il est donc moins fatigant. La médication thermale est favorisée par un temps plus uniforme, une chaleur convenable. D'autre part les hôtels ne sont pas encombrés, les établissements de bains et douches peuvent donner des heures appropriées ; le personnel n'est pas surmené, les prescriptions médicales sont mieux suivies, mieux exécutées. Tout, en un mot, concourt à mettre le malade dans les meilleures conditions pour retirer le maximum d'effet de la cure.

D'une manière générale les malades doivent attendre, pour venir à Vichy, un certain temps après leurs coliques hépatiques ou néphrétiques, après leurs accès de goutte; le traitement est d'autant plus favorable qu'on est davantage dans une période d'accalmie.

Lorsqu'un malade vient d'être opéré d'un calcul vésical il est bon d'attendre au moins un mois avant de l'envoyer aux eaux.

Lorsque les crises de colique hépatique se répètent trop souvent, épuisent les malades malgré le meilleur traitement, il ne faut pas hésiter à envoyer immédiatement à Vichy; à trop attendre on risque la vie.

Dans les affections tenaces ou plus graves il est bon de faire faire une cure dès le début de la saison pour permettre d'en faire une seconde, s'il y a lieu, avant que le mauvais temps ne soit venu.

Beaucoup de médecins ont soin d'envoyer les femmes aux eaux vers le milieu de la période inter-menstruelle. Grâce à cette précaution, il n'y a pas de danger pendant le voyage ; pendant la cure les règles surviennent, elles nécessitent quelques modifications telles que suspension des douches, cessation des bains minéraux pendant les quatre ou cinq premiers jours; mais ce ne sont pas là des inconvénients sérieux.

A part ces malades bien dirigées, il en est un grand nombre qui pour se rendre à Vichy voyagent pendant leurs règles ou au moment de leur terminai-

son. De cette manière elles arrivent à la station
thermale immédiatement après leur époque et
peuvent avoir le plus grand nombre de jours dis-
ponibles sans interruption de traitement. Cette
pratique est mauvaise ; elle expose à des dangers
plus grands encore pendant le voyage de départ.
Les malades quittent Vichy dès qu'apparaissent
leurs règles, elles voyagent pendant leurs règles,
de telle sorte qu'à l'excitation thermale se joint
encore l'excitation génitale ; ce déplacement devient ainsi dangereux. Il est des femmes qui peuvent pour ainsi dire se jouer de leurs règles ; il en est
d'autres, bien portantes cependant, qui sont obli-
gées aux plus grandes précautions. Or beaucoup
de celles-ci l'oublient lors du départ de Vichy et
s'en trouvent fort mal. Il est bien préférable de
venir à Vichy pendant la période inter-menstruelle, de suspendre ou modifier un peu sa cure
pendant les règles et de repartir chez soi plusieurs
jours après que les règles sont bien terminées.

Eaux transportées

Le plus grand nombre des malades qui ont fait
une cure à Vichy doivent prendre de temps en
temps de l'eau minérale de Vichy pour maintenir

les effets du traitement thermal et attendre la
cure de l'année suivante. Le médecin consultant
a le devoir d'exposer au médecin traitant, son
correspondant, quelles sont les époques auxquelles on devra recourir à l'eau minérale transportée et pendant combien de temps chaque fois.
Grâce à ces indications, les lithiasiques biliaires
ou néphrétiques, les diabétiques, les goutteux
pourront se maintenir dans un état satisfaisant
jusqu'à la prochaine cure ; naturellement le médecin traitant doit seul diriger et modifier cette
médication, suivant les circonstances particulières créées par l'évolution de la maladie.

Quand l'eau minérale sort du griffon où elle a
été captée, elle est dans des conditions de température et d'électricité qui maintiennent les divers
sels qu'elle renferme dans un état particulier
d'association, de combinaison. L'expérience chimique et clinique ont démontré que l'eau transportée était modifiée dans sa composition et dans
ses propriétés thérapeutiques.

Bouquet a toujours trouvé dans l'eau transportée une quantité d'acide carbonique moins grande
que dans celle analysée à la source même. Sous
l'influence de cette élimination du gaz les eaux
perdent de la silice, des carbonates neutres de
chaux, de magnésie, de strontiane, de manganèse, peut-être de protoxyde de fer. Dans les

sources ferrugineuses le protoxyde de fer s'oxyde
et se sépare alors à l'état de sesquioxide de fer
entraînant avec lui une partie de l'acide arséni-
que sous forme d'arséniate hydraté très basique.
Sous l'influence du bouchon de bouteille il y a
une perte de fer qui varie suivant les sources de
1 à 7 milligrammes. Pour éviter ces précipitations,
certaines stations d'eau minérale surchargent
leurs eaux en acide carbonique. Cette pratique ne
saurait être encouragée. Substituer un élément
de plus à une eau minérale à composition si complexe ne saurait être indifférent. Il vaut mieux
procéder en évitant la déperdition du gaz acide
carbonique. C'est ainsi que grâce aux précautions
prises on parvient à empêcher toute précipitation
dans l'eau transportée de plusieurs sources ;
les eaux de la source de la Grande-Grille, de
l'Hôpital, des Célestins, ne subissent aucun dépôt. Nous allons voir pourquoi on doit les préfé-
rer aux autres sources.

Toute eau minérale effervescente, c'est-à-dire
qui laisse dégager son acide carbonique rapidement, est mauvaise pour l'estomac. C'est là, en
dehors de la composition si complexe de l'eau de
Vichy qui ne permet pas de la reproduire artifi-
ciellement, la raison pour laquelle cette eau est
meilleure que l'eau fabriquée.

L'acide carbonique se trouve à l'état libre et

à l'état de combinaison avec la soude, la potasse,
la magnésie etc., dans l'eau de Vichy. Cet acide a
pénétré dans cette eau, grâce à une pression excessive. Dès que cette pression a cessé il tend à
se dégager, mais l'association, l'incorporation
moléculaire est infiniment plus stable que dans
une eau gazeuse artificielle. Le dégagement se
fait lentement sans effervescence.

Lorsqu'une eau minérale artificielle est ingé-
rée, l'acide carbonique se dégage brusquement
en arrivant dans l'estomac. Pendant les premiers
jours il ne se produit rien de fâcheux, mais peu
à peu cette effraction gazeuse distend et fatigue
l'estomac outre mesure, l'appétit se perd, les digestions sont encore plus pénibles.

Il en résulte que moins une eau bicarbonatée
est effervescente, moins elle fatigue l'estomac.
Son usage est plus salutaire et peut être continué pendant longtemps.

L'eau des sources de la *Grande-Grille* et de
l'Hôpital, sous l'influence de l'abaissement de
température conservent très bien leur acide carbonique ; celui-ci se dégage très lentement dans
l'estomac, aussi conviennent-elles parfaitement
dans toutes les affections de l'estomac, du foie ou
de l'intestin. Les micro-organismes peponisants,
les albuminoïdes, qu'elles renferment à l'exclu-

sion des autres sources, sont encore une raison
pour y recourir

J'ai bu à Malaga, à Cadix, à Lisbonne, de l'eau
de a *Grande-Grille* pour aider un estomac fatigué par un long voyage et par une cuisine trop
spéciale. L'eau était parfaitement limpide, le gaz
acide carbonique non effervescent, quoique abo-
dant et l'effet thérapeutique fut bon.

Chez les lithiasiques rénaux, les goutteux, les
diabétiques, dont les fonctions gastro-intestinales
sont en bon état, il me semble que le type de l'eau
de Vichy, qui leur convient, est représenté par
la source des *Célestins*. Cette source froide est
riche en acide carbonique libre, ainsi que le fait
remarquer M. Labat, mais elle conserve son acide
et ne le laisse dégager que fort lentement. Elle
remplit donc toutes les conditions que nous
avons vu nécessaires pour une bonne eau minérale transportée.

D'une manière générale, à moins d'indications
spéciales, l'eau minérale transportée doit être
prise entre les repas, comme on le fait pour la
cure à Vichy. Prise ainsi, l'eau agit mieux sur
l'estomac et le duodénum, parvient plus pure
jusque dans les vaisseaux portes et le foie et produit son maximum d'effet utile.

TABLE DES MATIÈRES

Vichy, imp. Wallon.

INDICATIONS

La cure de Vichy doit être employée dans les affections suivantes :

Dyspepsie. Dilatation de l'Estomac. Gastralgie, Gastrite chronique. Ulcère simple de l'estomac.

Lienterie des gros mangeurs, Entérite rhumatismale, Entérite liée au mauvais état des voies biliaires, Diarrhée et Dysenterie chroniques des pays chauds.

Ictère simple prolongé, Ictère à répétition, Congestion hépatique, habituelle à l'époque des règles, **Engorgements chroniques du Foie,** Cirrhose atrophique au début, Cirrhose hypertrophique, Cirrhose paludéenne, Cirrhose syphilitique exceptionnellement, **Lithiase biliaire et Coliques hépatiques.**

Glycosurie, **Diabète** des adultes ou des personnes âgées, Diabète goutteux.

Cystite chronique consécutive à des blennorrhagies anciennes ou à un calcul **vésical opéré.**

Gravelle urinaire et Coliques néphrétiques.

Goutte régulière articulaire, Goutte viscérale chronique de l'estomac, du foie, de l'intestin, des reins et de la vessie.

Albuminurie par défaut d'assimilation, Albuminurie par néphrite avec lésions peu avancées.

Congestion chronique de l'utérus, Corps fibreux de l'utérus, Rhumatisme goutteux avec troubles intestinaux ou congestion chronique du foie.

Chlorose, Anémie, qui tiennent à un mauvais état des voies digestives.

CONTRE-INDICATIONS

La cure de Vichy ne doit pas être employée dans suivantes :

Altérations organiques (cancer, sarcomes) non c

Tuberculose pulmonaire **avancée ;**

État cachectique par affection du cœur.

Affections cérébrales (hémorrhagies, ramollisser sauf dans certains cas de diabète.

Ascite abondante ;

Anasarque ;

État aigu de la maladie (rhumatisme, goutte, c

État cachectique prédominant sur les phénomè dans la diarrhée et la dysenterie chroniques d

Diabète des enfants. Diabète **aigu** des adolesce jeunes.

Cystite due à un rétrécissement de l'urèthre, à u de la prostate, à des altérations du cerveau à la présence d'une pierre vésicale ;

L'état douloureux des reins, la fréquence excess néphrétiques indiquent des eaux moins acti

Albuminurie abondante ou altération profon cœur ;

L'âge, l'anémie, les maladies du cœur sans avancée du myocarde, la grossesse, ne sont indications, mais doivent souvent faire mod